COUP-D'OEIL

SUR

LES CLINIQUES MÉDICALES.

COUP-D'OEIL

LES CLINIQUES MÉDICALES

DE

LA FACULTÉ DE MÉDECINE

ET DES HOPITAUX CIVILS DE PARIS;

Par **F.-S. RATIER**,

DOCTEUR EN MÉDECINE DE LA FACULTÉ DE PARIS.

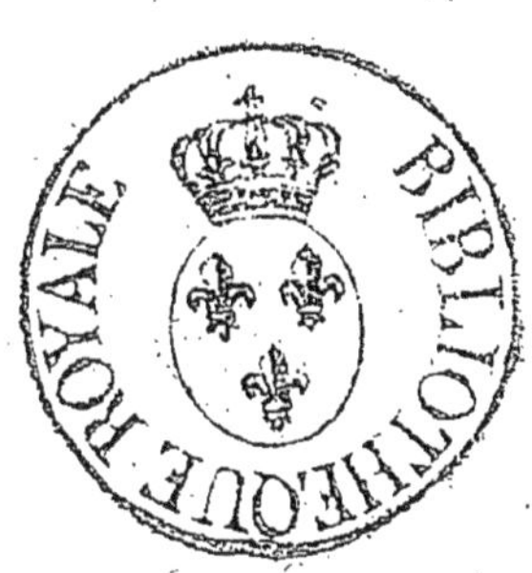

PARIS.

J. B.-BAILLIERE,

LIBRAIRE DE L'ACADÉMIE ROYALE DE MÉDECINE ET DU COLLÈGE ROYAL
DES CHIRURGIENS DE LONDRES,
Rue de l'École de Médecine, n° 13 *bis*.

LONDRES, MÊME MAISON, 3 BEDFORD STREET, BEDFORD SQUARE.

BRUXELLES, AU DÉPÔT DE LA LIBRAIRIE MÉDICALE FRANÇAISE.

1830.

Si la médecine est aussi ancienne que le monde, l'enseignement clinique a dû être le premier de tous, et précéder de beaucoup l'enseignement théorique. Le raisonnement porterait à adopter cette opinion, quand l'histoire ne serait pas là pour en démontrer le fondement. Perfectionné dans les temps modernes, et ramené, par lep rogrès des lumières, à la simplicité qu'il n'aurait jamais dû perdre, il semble de nos jours parvenu à un état assez satisfaisant, en général, pour qu'ou n'ait plus guère à former d'autre souhait que de le voir plus universellement répandu, puisqu'il est le plus indispensable de tous.

Il serait superflu de raconter de nouveau les différentes phases qu'a parcourues cet enseignement, et l'influence qu'ont exercée sur lui, à différentes époques, les théories dominantes. Ce travail historique ne serait qu'une pâle copie d'excellens ouvrages que l'on possède sur l'histoire de la médecine, et ne saurait offrir aux lecteurs ni utilité, ni intérêt ; car, d'après la direction actuelle des esprits, on aime mieux s'occuper de ce qui est, et, surtout, des moyens de perfectionner les institutions existantes, que de rechercher péniblement l'origine et les formes de celles qui n'appartiennent plus qu'à des traditions, dont l'exactitude même n'est pas démontrée.

Dans ce travail, destiné à un journal de médecine, j'ai cherché à examiner l'enseignement clinique de Paris, soit dans les établissemens dirigés par les professeurs de la Faculté, soit dans les divers hôpitaux généraux ou spéciaux, dont les médecins font, dans l'intérêt de la science, des leçons plus ou moins suivies. Cette investigation , dont j'ai donné le premier exemple, a fait naître d'autres publications du même genre que celle-ci , et notamment plusieurs journaux, paraissant à des époques plus ou moins rapprochées, et dans lesquels une censure active et presque toujours équitable , vient signaler les qualités et les défauts de chacun, et contribuer à rendre les médecins chargés de services publics plus zélés , plus attentifs encore qu'ils ne l'avaient été jusque là ; en même temps qu'elle met en circulation une masse considérable de faits et de documens , qui autrefois étaient enfouis et perdus sans retour.

Cet examen, qui de tout temps a été dans nos droits, mais qui n'avait pas encore passé dans nos mœurs, a fini promptement par y prendre place. Déjà il a permis aux médecins des différens pays de prendre connaissaece de leur pratique respective, non dans des mémoires, où les faits sont présentés d'une façon plus ou moins particulière à l'auteur, mais dans des relations faites par des étrangers indépendans; et où ils sont racontés simplement, séparément; et accompagnés de réflexions, de comparaisons qui les rendent plus intéressans, et qui signalent en quelque sorte la progression journalière de la science.

On ne saurait nier que de semblables travaux n'aient une utilité véritable; la preuve de leurs avantages, c'est l'accueil empressé qu'ils ont reçu du public, qui récompense ainsi les efforts de ceux qui ont su deviner ses désirs et ses besoins. Pour moi, dont l'intention a fait l'unique titre à sa bienveillance, je me propose de poursuivre ce que j'ai commencé. Plusieurs établissemens d'une haute importance me restent encore à visiter. Les uns, par la spécialité des maladies qu'on y traite, sont du plus haut intérêt pour le médecin qui peut y voir réunis des cas nombreux d'affection dont sa pratique ne lui offre que de rares exemples, et dont le traitement est souvent pour lui une source d'embarras et de difficultés : tels sont l'hôpital Saint-Louis, où se trouvent rassemblées toutes les maladies de la peau; les hôpitaux d'aliénés des deux sexes (Bicêtre, la Salpêtrière, Charenton), l'hôpital consacré aux femmes en couches, et à l'enseignement pratique des sages-femmes. Les autres appellent l'attention par le genre particulier de recherches vers lesquelles se dirigent les praticiens placés à leur tête, et près desquels on peut acquérir plus ou moins l'expérience qui les distinguent.

Dans cette seconde partie de mon travail, et au moyen de renseignemens que je m'occupe à recueillir en ce moment sur les divers hôpitaux des nations voisines, j'essaierai d'esquisser l'état de la médecine pratique, dont les ouvrages théoriques ne sont pas toujours la fidèle expression. Je tâcherai de donner la statistique des opinions qui réunissent le plus de partisans dans l'application. Car c'est là le but définitif de toutes les études, et j'ai plus d'une fois vu avec une agréable surprise que des motifs, en apparence très-opposés, menaient, en dernier résultat, à une pratique très-analogue. Effet remarquable de l'incertitude de nos doctrines, et du vide de nos discussions scientifiques! A voir les théories médicales qui se partagent le monde, on croirait devoir trouver une opposition extrême dans la pratique. Il n'en est rien cependant, et sauf quelques cas excessivement graves, et dans lesquels l'issue malheureuse ou favorable de la maladie est en dehors des ressources de la médecine, il y a peu de différence entre la conduite des partisans de l'irritation, du contre-stimulisme et de l'homœopathie. Mais je n'entends point parler ici d'aveugles adeptes, dont le nombre est malheureusement trop considérable, mais des médecins capables par leurs lumières et leur jugement de connaître et de choisir.

Pour compléter, autant que possible, l'exposé de l'enseignement clinique et de l'esprit qui le dirige, j'ai l'intention d'y joindre, sous le titre de *Coup d'œil médical sur les cliniques chirurgicales*, un examen raisonné de la pratique des chirurgiens qui sont placés à la tête des grands hôpitaux de Paris, en les comparant soit entre eux, soit avec les chirurgiens étrangers. J'envisagerai la question en médecin, c'est-à-dire, en recherchant jusqu'à quel point sont utiles ces opérations, *ressources dernières*, comme on le dit, d'*un art conservateur*, et en établissant sur les faits les limites où doit s'arrêter ce désir de *reculer les bornes du possible*, dont quelques personnes se sont montrées possédées au-delà de toute raison.

En remplissant avec zèle et conscience la mission que j'ai prise, sans avoir peut-être assez consulté mes forces, puissé-je avoir indiqué la route à quelque autre qui saura la parcourir avec plus de talent et d'avantages pour la science et pour l'humanité.

COUP-D'OEIL

SUR

LES CLINIQUES MÉDICALES

DE LA FACULTÉ DE MÉDECINE

ET DES HÔPITAUX CIVILS DE PARIS.

———

L'ENSEIGNEMENT clinique créé en France par Corvisart, fut d'abord limité aux leçons des professeurs de la Faculté. Peu à peu, à mesure que le goût de l'étude et des recherches d'anatomie pathologique se développa, les foyers d'instruction se multiplièrent ; et les médecins des divers hôpitaux de la capitale, utilisant la position dans laquelle chacun d'eux se trouvait placé, offrirent aux élèves et aux jeunes médecins, des leçons, fruit de leur expérience et de leurs travaux. Alors s'ouvrirent des cours de clinique sur toutes les parties de la médecine ; maladies des vieillards, des enfans, des femmes en couche, aliénations mentales, affections de la peau, maladies syphilitiques; cours auxquels se rattachent avec d'honorables souvenirs, les noms des Pinel, des Jadelot, des Chaussier, des Esquirol, des Alibert, des Cullerier. Empressée d'accroître et de soutenir tout ce qui tend à l'avancement de la science, l'administration des hôpitaux favorisa la formation des cliniques dans tous les établissemens soumis à sa surveillance, et l'on peut dire avec vérité qu'il n'est pas maintenant, dans tous les hôpitaux de Paris , une seule salle qui ne soit le siège d'une clinique plus ou moins suivie , et où tous les faits intéressans ne soient recueillis et publiés. Vouloir dire tout ce que de pareilles institutions ont fait pour l'avancement de la médecine , ce serait passer en revue tous les progrès , toutes les acquisitions que cette science a faits depuis vingt-cinq ans. L'émulation excitée parmi les maîtres , l'ardent désir de s'instruire allumé chez les élèves , les découvertes les plus importantes , les ouvrages les plus estimés , tels ont été , tels sont encore les résultats de ces cliniques , objet tout-à-la-fois de l'admiration et de l'envie de nos voisins et de nos rivaux , qui viennent gratuitement y puiser des connaissances qu'on leur vend chez eux au poids de l'or.

Parmi les diverses cliniques médicales sur lesquelles nous nous proposons d'appeler successivement l'attention des lecteurs, celles de la Faculté nous ont paru devoir nous occuper en premier lieu , d'abord parce que confiées à des professeurs publics, et constituant une partie essentielle de l'enseignement médical en France , elles offrent , si l'on peut s'exprimer ainsi, un caractère officiel , et devraient présenter, en quelque sorte , l'état actuel de la médecine théorique et pratique dans notre pays. Mais avant d'entreprendre une pareille tâche , afin de mettre le lecteur dans la position où nous nous sommes placés nous-mêmes pour faire nos observations , et pour lui donner une garantie de la bonne foi et de l'impartialité avec lesquelles nous nous sommes efforcés d'apprécier les hommes et les choses, nous avons cru devoir exposer d'abord, d'une manière succincte, les conditions diverses dont la réunion nous paraît nécessaire pour constituer une bonne clinique. Ainsi , toutes les fois que dans le cours de ces articles il nous arrivera d'exprimer notre assentiment ou notre improbation, il sera facile de savoir quels sentimens auront dicté notre jugement.

Parmi les élémens nécessaires pour établir un enseignement clinique avantageux, les uns appartiennent personnellement au professeur, les autres ne sont pas toujours à sa disposition. Les derniers sont des localités convenables, savoir : des salles vastes, bien aérées, bien éclairées, dans lesquelles règne en tout temps une température moyenne, et qui soient éloignées du bruit et des émanations nuisibles ; un nombre suffisant de malades ; la faculté de les choisir, afin de pouvoir tenir habituellement sous les yeux des élèves des exemples des différentes espèces de maladies ; un service de pharmacie bien fait, c'est-à-dire des médicamens bien préparés et bien administrés ; un régime alimentaire composé d'une manière simple, mais abondante et salubre, qui soit distribuée aux malades exactement d'après les prescriptions, sans qu'on se permette jamais de le modifier en rien. Enfin, des personnes intelligentes, zélées en même temps que suffisamment instruites chacune dans son genre, pour seconder le médecin dans les diverses fonctions qu'il est appelé à remplir. Nous verrons en parlant de chaque clinique en particulier, jusqu'à quel point elles jouissent de ces avantages.

Mais si, entre les mains d'un professeur habile, ces diverses ressources tendent à rendre son enseignement plus complet et plus profitable aux élèves, elles restent sans résultat, s'il n'est pas doué de qualités nombreuses et difficiles à réunir. Tel peut être un savant recommandable, un praticien distingué, qui ne sera jamais qu'un très-médiocre professeur ; et les preuves ne nous manqueraient pas au besoin. Outre les qualités qu'on désire dans le médecin destiné seulement à la pratique, et que le professeur de clinique doit posséder à un éminent degré, d'autres encore lui sont spécialement nécessaires à raison de sa position : le premier, en effet, bien que chargé d'intérêts importans, ne sent pas peser sur lui l'immense responsabilité qui retombe sur le professeur ; il ne répond que de ses actes personnels ; tandis que les élèves sortis d'une école clinique, vont multiplier à l'infini l'homme dont ils ont reçu les principes salutaires ou dangereux.

Un professeur de clinique sera bien persuadé qu'il est sans cesse en vue, que chacune de ses actions doit être en quelque sorte un précepte, et qu'il doit donner aux élèves l'exemple de tout ce qui est bien. Aménité, décence, dignité, jugement sûr et solide, capable de résister à l'entraînement des hypothèses et des explications hasardées, prudence, sagacité, exactitude scrupuleuse, sage réserve, instruction variée, expérience étendue, élocution simple et facile, méthode et précision dans l'exposition de ses idées, désir vif et sincère d'être utile, telles sont les qualités qu'on a vues plus ou moins réunies chez les hommes qui se sont le plus distingués dans l'enseignement clinique ; mais dont aucun peut-être, tant il est difficile à l'homme d'atteindre la perfection, n'a présenté le rare et précieux assemblage. Tel a brillé par la sagacité avec laquelle il reconnaissait les maladies, qui, abusant de cet avantage, a trop négligé les moyens d'investigation, et semblait exercer la médecine en devinant sans cesse, comme si, suivant une heureuse expression, on ne commençait pas à deviner là seulement où l'on cesse de voir. Tel autre, accordant à tel point plus ou moins circonscrit de la science une attention exclusive, paraissait avoir oublié que le but de la clinique est de former des médecins capables de traiter convenablement toutes les maladies, plutôt que de reculer les bornes des connaissances médicales considérées isolément. Un troisième, rempli assurément du zèle le plus ardent et du désir le plus sincère d'être utile, mais manquant de grandeur dans les vues, attachait une im-

portance minutieuse et stérile à la rédaction grammaticale
des observations , et à l'inspection inutilement réitérée des
instrumens météorologiques , et ne donnait qu'une attention
médiocre aux parties les plus importantes de l'enseignement. Un dernier enfin , estimable d'ailleurs , voulant
faire des essais sur des substances médicamenteuses ou
sur des méthodes de traitement , montrait peu de recti-
tude dans le jugement en combinant ensemble plusieurs
agens thérapeutiques , et se mettant par là dans l'impos-
sibilité d'apprécier exactement les effets de chacun.

Il n'est pas fait pour remplir une chaire clinique , celui
qui , datant de l'époque de Corvisart , semble être resté
immobile au milieu du mouvement général des sciences ,
qui , débitant d'une voix aigre et monotone des leçons
décousues , et dont la forme est aussi vicieuse que le fonds ,
ne sait pas même interroger un malade avec ordre , fixer
d'une manière précise le diagnostic , instituer un traitement rationnel , ni procéder méthodiquement à l'ouverture d'un cadavre. Celui-là non plus n'est pas appelé à
former des médecins utiles à l'humanité , qui , mêlant
sans cesse la métaphysique à la médecine , et choisissant
avec une sagacité singulière dans chaque système ce qu'il
renferme de plus bizarre , porte dans sa pratique une in-
stabilité dangereuse jointe à une plus funeste témérité , et
prodigue tour à tour contre la même maladie les remèdes
les plus énergiques et les plus opposés , suivant l'idée fixe
qui le domine pour un instant. Cet homme a , dit-on , du
génie ; soit. Mais Calot aussi en avait , et jamais on n'a
proposé Calot pour modèle à de jeunes peintres.

S'il faut que quelqu'un soit affranchi du joug des
théories exclusives , c'est à coup sûr chez le professeur de
clinique que cette condition est la plus désirable ; en
effet , c'est la seule où il puisse les apprécier à leur juste
valeur , emprunter à chacune ce qu'elle a de réel et de

fondé sur l'observation , en écarter les idées exagérées , fruit presque inévitable de la disposition de l'esprit humain ; enfin , apprendre aux élèves à se tenir dans un doute véritablement philosophique si favorable à l'avancement des sciences. Observateur attentif , exact , scrupuleux , il recueillera toutes les données capables d'éclairer le diagnostic , il mettra en usage tous les moyens d'investigation propres à le rendre plus précis , et tâchera de rattacher à la lésion des organes les phénomènes des maladies. On conçoit que le professeur qui suivra cette direction , n'ira pas employer une thérapeutique sans cesse hasardeuse et perturbatrice , car il saura bien que les élèves sont disposés à exagérer la conduite de leurs maîtres. Il leur inculquera profondément que *douter* et *attendre* sont deux règles d'une application plus générale et plus utile en médecine peut être que dans toute autre science ; il mettra sans cesse sous leurs yeux cette maxime que Corvisart avait fait inscrire dans l'amphithéâtre de la clinique interne , inscription que le temps a presque effacée , et que ses successeurs n'ont probablement pas tous aperçue : *Ne faites jamais rien d'important d'après une pure hypothèse ou une simple opinion ;* enfin , il les exhortera à suivre dans leur pratique les préceptes pleins de sagesse donnés par le professeur de clinique médicale de l'Université de Landshut. Voici comment s'exprime, sur sa méthode thérapeutique, le docteur Schultes , dans le compte rendu de sa clinique : *Methodo simplissimâ usi sumus , eò quidem studiosiùs , quò ratio medendi morbis monstranda erat tironibus , qui , quamcumque sequantur methodum imitando plerumque excedere solent , ita , ut si viderent praeceptorem huic illive medendi rationi indulgere eâdem vix non in omni morbo in aegrorum neces et exitium impiissimè abutuntur. Monstrare discipulis quid alma natura in morbis valeat , non quid ferat ; quid sibi petat, non qui eidem obtrudendum ; nutus ejus speculari, intelligere, iisdem obtemperare ; nec coërcere velle optimam rerum omnium matrem ad præcepta theoriarum sæpius ineptarum ; arti salutiferæ tot commentis et vaniloquiis, tot crudelitatibus et homicidiis dedecorata, pristinum, detractis, quibus deformabatur personis mysticis splendorem restituere, nudâ tantum veritate fulgentem : hoc tum docendi medicinam, tum medendi methodi primum nobis semper fuit et erit argumentum.*

Un devoir du professeur de clinique c'est d'insister toujours sur les notions élémentaires; car parmi les élèves qui suivent ses leçons, il en est toujours plusieurs qui viennent y assister pour la première fois; d'ailleurs l'esprit de l'homme n'est que trop disposé à glisser légèrement sur les choses, pour qu'il ne soit pas nécessaire de l'accoutumer de bonne heure à l'exactitude et à l'application; pour cela il ne faut pas que, dirigeant ses études vers un point trop exclusif, il réserve pour lui toute son attention. Nous le répétons ici, ce n'est point aux professeurs de clinique à faire des recherches spéciales, cette tâche appartient aux médecins qui n'ont pas la mission d'enseigner. Celle qui leur reste à remplir est encore assez belle et assez étendue.

Rien ne tend plus à discréditer un professeur dans l'esprit des élèves, que l'inconséquence dans la manière d'agir; en effet, de nos jours on ne jure plus guère *in verba magistri*, les élèves sont des juges sévères mais justes, et nous aurons, plus d'une fois dans le cours de ce travail, l'occasion de consigner des observations et des réflexions pleines de justesse que nous en avons recueillies. Ils condamnent le maître dont la pratique est en opposition avec les principes théoriques; qui, par exemple, dans un cas où il refuse de faire pratiquer quelques mouche-

tures à la peau chez un sujet atteint d'anasarque symptomatique, dans la crainte de la gangrène, prescrit immédiatement l'application de trois vésicatoires sur cette peau
si disposée à se gangréner, et une potion composée de
substances éminemment stimulantes; qui s'imagine pouvoir apprécier les effets de la belladone et de la jusquiame
en les administrant combinées avec l'opium, qui parlant dans
ses leçons de l'importance de l'anatomie pathologique, procède à une ouverture de corps de la même manière que du
temps de Bichat. Nous pourrions multiplier des exemples
de ce genre, nous ne le ferons pas; nous nous abstiendrons également de nommer les personnes, car notre intention n'est pas de faire une satire, à laquelle la science
ne gagnerait rien. Nous ferons remarquer seulement la
différence qui existe entre notre exposé des cliniques, et
les comptes-rendus insérés dans divers recueils périodi-
quts. Ceux-ci, en effet, publiés par les médecins eux-
mêmes ou par des personnes placées dans leur dépendance
plus ou moins immédiate, ne sauraient toujours être
exempts d'une sorte de prévention en faveur de telle ou
telle doctrine, de telle ou telle méthode; pour nous au
contraire, libres de toute influence étrangère, nous dirons
ce que nous avons vu, plutôt que ce qu'on nous a fait voir :
à côté de l'opinion des médecins dont nous exposons la
pratique, nous présenterons notre opinion personnelle,
et le lecteur pourra juger de quel côté se trouve la vérité,
ou même la prendre entre les deux avis si le cas y échoit.
Mais nous nous empressons de le déclarer, on ne trouvera
jamais chez nous d'opposition hostile ou systématique,
nous cherchons l'intérêt de la science, et nous croirons
l'avoir servie, si, contribuant à donner aux leçons cliniques plus de publicité, nous avons excité chez les professeurs une plus vive émulation et un plus grand désir de
bien faire.

L'ancienne Faculté de Médecine, nous parlons de celle qui fut violemment dissoute en 1823, n'avait qu'une chaire de clinique médicale : Corvisart la remplit le premier, et d'une manière brillante; c'est du moins la tradition qui nous a été transmise par les médecins qui suivirent ses leçons, et l'on peut croire qu'elle est vraie puisque Corvisart est descendu dans la tombe, et qu'il avait longtemps ayant perdu le pouvoir. Nous avons vu nous-mêmes son successeur, le professeur J.-J. Leroux, suivant la méthode établie par son devancier, avec un respect et un scrupule dont la source honorable n'empêchait pas de remarquer qu'il réduisait l'enseignement clinique à une sorte de mécanisme routinier. M. Leroux était remarquable par son zèle, son exactitude et ses excellentes intentions; nous aimons à lui payer ici ce juste tribut d'éloges; mais il accordait peut-être trop d'importance aux petites choses, au détriment de celles qui auraient dû appeler l'attention. Le professeur Fouquier qui le remplaça, ne prit pas la même route; il continua de suivre celle qu'il s'était tracée lui-même dans son enseignement particulier de médecine clinique, et l'affluence constante des élèves, jusqu'à l'époque de la dissolution de la Faculté, prouva qu'il avait trouvé le moyen de les intéresser et de les instruire. A l'époque de la réorganisation, l'Université, consultant peu les véritables besoins de l'enseignement, ôta au professeur Fouquier la chaire à laquelle il convenait si bien, et lui confia celle de pathologie interne. Alors le nombre des chaires de clinique médicale fut porté à quatre, dont deux furent établies à la Charité; Laennec et M. Cayol y furent placés par l'autorité administrative. Laennec, que les suffrages de ses confrères auraient appelé certainement dans le sein de la Faculté, développa, dans ses leçons, les talens dont il avait déjà donné tant de preuves; mais, s'il faut exprimer ici notre opinion toute entière, il n'était pas fait pour être professeur de clinique. Outre que l'état de sa santé s'opposait à ce qu'il mît dans ses leçons l'exactitude et la régularité désirables, il ne s'attachait qu'à l'étude des maladies de la poitrine et aux applications de l'auscultation médiate; il accumulait dans ses salles les individus atteints d'affections propres à favoriser ce genre de recherches, et glissait légèrement sur les autres. Il considérait lui-même son cours comme une clinique trop élevée pour les élèves qui entraient dans la carrière, et pensait qu'elle n'était destinée qu'aux médecins déjà instruits. Ainsi donc il ne remplissait pas le but de l'institution. Ajouterons-nous que, malgré sa grande sagacité et son rare talent pour l'observation, Laennec était facile à se laisser prévenir, et qu'il revenait difficilement sur une opinion qu'il avait une fois adoptée; qu'il avait un singulier penchant pour les choses nouvelles et même bizarres, qu'il semblait trop compter sur l'empirisme, et que, suivant l'expression d'un écrivain spirituel, il visait trop à reculer les bornes du possible! L'enthousiasme avec lequel il avait adopté l'usage de l'émétique à haute dose dans les pneumonies, dans le rhumatisme, et même dans l'apoplexie; la singulière assurance avec laquelle il conseillait aux phthisiques déjà moribonds, ce qu'il appelait atmosphère maritime; et d'autres idées théoriques aussi peu fondées, seraient autant de preuves qui viendraient appuyer le jugement que Laennec n'était pas fait pour l'enseignement clinique.

Sans nous occuper de l'intérim assez long qui a séparé la mort de Laennec de la nomination de son successeur, renvoyant à une époque plus éloignée l'aperçu de la clinique de M. Cayol, nous allons mettre sous les yeux du lecteur l'exposé de celle du professeur Chomel. L'analogie qui existe entre nos idées sur une bonne clinique, et celles qu'il a émises dans son discours d'ouverture, nous a dicté cette marche.

Comme tous les médecins éclairés et judicieux, le professeur Chomel pense que l'étude de la clinique doit précéder celle de la pathologie, et il insiste sur le grand avantage qu'on trouve à faire voir aux élèves des malades avant de les assujettir à l'étude dogmatique des maladies, et à exercer leurs sens d'abord plutôt que leur intelligence. Voici l'ordre qu'il suit dans son enseignement. A sa visite qui a lieu à huit heures en hiver et à sept en été, il procède méthodiquement à l'examen des malades, soit entrés de la veille, soit couchés depuis plusieurs jours dans les salles; chez tous il observe avec une scrupuleuse exactitude, et fait remarquer aux élèves qui l'entourent, les phénomènes morbides perceptibles à nos sens; et, loin de chercher à les éblouir par une prétendue sagacité, il les accoutume à apprécier l'habitude extérieure, l'attitude, la physionomie d'un malade; à reconnaître l'état des forces musculaires, celui des fonctions intellectuelles et sensoriales; à explorer les organes digestifs dans le plus grand détail; à constater, au moyen de la percussion, de l'auscultation médiate ou immédiate, les diverses lésions que peuvent présenter les poumons et le cœur. Il leur enseigne les lumières qu'on peut tirer de l'inspection des matières excrétées, de l'appréciation de la chaleur et de l'état des fonctions génératrices. Il porte ensuite son diagnostic, en le motivant, et présente les indications sur lesquelles il établit sa thérapeutique; soit qu'il croie devoir employer une médecine active, ou, au contraire, s'en tenir à l'expectation. Puis il leur montre de quelle manière on doit s'assurer des effets des remèdes prescrits, qu'ils soient anciennement usités ou nouvellement introduits dans la pratique; il les prémunit contre les erreurs familières aux médecins peu instruits qui attribuent aux médicamens tous les phénomènes qui suivent leur administration, sans tenir compte ni de la marche naturelle de la maladie, ni de l'influence des agens autres que les remèdes, et qui sont capables d'en modifier le cours.

La leçon clinique succède à la visite des malades dans laquelle le professeur et les élèves en ont, pour ainsi dire, recueilli les matériaux : elle roule d'abord sur les malades entrés la veille et sur ceux qui en sont sortis, et enfin sur ceux qui, ayant succombé, doivent être ouverts, puis sur les malades entrés depuis quelque temps, selon le degré d'importance et d'intérêt que présente leur maladie. Dans ses conférences, le professeur, avec plus de détails et plus librement qu'il ne le pourrait faire au lit même du malade, établit et discute le diagnostic de l'affection, émet son opinion sur sa marche, sa durée et son issue probables; il expose les bases de son traitement, les motifs qui l'ont déterminé à choisir telle méthode, les effets qu'il en obtient, ceux qu'il en attend, et se livre quelquefois à des discussions sur les médicamens, sur les préparations qui lui paraissent les meilleures, et sur le mode d'administration le plus ordinairement suivi de succès. Enfin, en seconde ligne, viennent des considérations pratiques sur les particularités relatives aux causes, à la durée, à la marche et à la terminaison. Dans ses leçons cliniques, M. Chomel s'occupe de la théorie beaucoup moins que certains professeurs dont nous aurons occasion de parler, et qui perdent en stériles ergoteries la plus grande partie du temps destiné aux leçons. Il sait que l'étude clinique a ce genre spécial d'utilité, de prémunir contre le goût des explications, des hypothèses, des inductions, auquel il est si difficile de résister dès qu'on cesse de se livrer à l'observation des faits; et il a un trop bon esprit pour donner un exemple contraire à ses préceptes. Chez lui les ouvertures de corps se font avec beaucoup de soin; on procède d'abord à l'examen des organes producteurs des phénomènes morbides observés pendant la vie, puis on inspecte successivement tous les autres, et les pièces conservées avec soin, deviennent pour le lendemain le texte d'une nouvelle leçon. M. Chomel a annoncé la publication de résumés généraux et d'observations particulières; on en pourra juger.

Tous les professeurs de clinique ont senti l'importance de l'instruction pratique des élèves; ils ont bien compris qu'on acquiert bien plus en faisant soi-même qu'en voyant faire à un autre. A l'instar des cliniques d'Allemagne, Corvisart avait fondé une sorte d'école pratique, d'où les étudians pouvaient tirer de grands avantages, sans qu'il en résultât aucun inconvénient pour les malades. Les lits des salles étaient partagés entre les élèves les plus avancés, qui étaient chargés de recueillir l'observation des malades qui s'y trouvaient placés; ils étaient exercés à examiner les malades entrans, à pratiquer sur eux les diverses méthodes d'investigation, à établir le diagnostic de l'affection, à en indiquer le pronostic, enfin, à fixer les indications curatives, et à en prescrire le traitement, le tout en présence du professeur qui les redressait au besoin. De plus, on faisait faire aux élèves, entre eux, des consultations sur les cas les plus intéressans; l'un d'eux représentant le médecin ordinaire, faisait aux autres l'historique de la maladie et l'exposé des diverses méthodes de traitement employées jusqu'alors, ainsi que des résultats obtenus; tous ensemble procédaient à l'examen du malade; puis suivait une discussion dans laquelle chacun exprimait son avis, et la rédaction d'une consultation. D'autres fois, un mémoire à consulter était présenté comme s'il eût été question d'un malade habitant un pays éloigné, et un élève devait y répondre par écrit. Ces exercices, qui avaient pour objet d'habituer les jeunes médecins aux diverses fonctions qu'ils sont appelés à remplir, furent suivis avec enthousiasme sous Corvisart, ils dégénérèrent sous son successeur immédiat, et tombèrent en désuétude sous les autres. On doit savoir gré à M. Chomel de chercher à les rétablir, car ils sont infiniment utiles, et l'on regrette que les élèves ne s'y portent pas avec plus de zèle.

La manière dont M. Chomel entre dans la carrière publique de l'enseignement clinique, nous parait bonne, et nous semble devoir être très-profitable aux élèves, nous nous empressons de le déclarer sans réserve; c'est ainsi que nous concevons que doit être fait un cours de médecine clinique; avec la même franchise et la même indépendance, nous nous livrerons à l'examen de tout ce qui nous passera sous les yeux, nous discuterons sans ménagemens autres que ceux réclamés par les convenances, tout ce qui nous paraîtra hasardé, faux ou dangereux; si, en remplissant ces fonctions, nous froissons quelque amour propre, nous blessons quelque médiocrité, nous nous y serons attendus, et nous nous en consolerons facilement par le suffrage de nos confrères éclairés.

Une objection nous a été faite, on nous a dit qu'il était peu convenable d'aller écouter, pour ainsi dire, aux portes, pour redire ensuite ce qu'on avait entendu; car c'est l'expression dont on s'est servi. Voici notre réponse : tout homme chargé d'une fonction publique, tout homme qui prend de lui-même une mission analogue, doit savoir qu'il est en vue, et que chacun a le droit de dire ce qu'il en pense; ce qui serait blâmable, s'il était question de la pratique particulière d'un médecin, est de droit pour celui qui est ou se constitue professeur public. D'ailleurs, notre présence aux cliniques n'a jamais été et ne sera jamais clandestine; et si quelqu'un des médecins que nous avons dessein de suivre en exprimait le moindre déplaisir, nous nous retirerions sans autre observation que de consigner le fait dans ce journal.

Ainsi que nous l'avons annoncé, notre dessein est d'examiner la manière de faire de chaque médecin ou professeur de clinique, d'exposer sa doctrine relativement aux points de la médecine qui sont l'objet de quelque controverse; d'indiquer le sentier dans lequel il dirige ses recherches, et les progrès qu'il a pu faire faire à la science, plutôt que de recueillir des histoires particulières de maladies. Aussi, quand nous aurons passé en revue les diverses cliniques, comptons-nous établir une sorte de statistique de laquelle résultera évidemment l'état actuel de la médecine à Paris, puisque, comme chacun sait, les médecins des hôpitaux sont également répandus dans la pratique civile, et qu'on ne saurait croire que leur méthode présente, dans ces deux cas, des différences essentielles. Alors, une comparaison établie entre la manière de voir des divers médecins des hôpitaux de Paris, avec celle de ceux qui sont à la tête des grandes institutions cliniques étrangères, complétera ce tableau, et, nous osons le croire, lui donnera quelque intérêt.

La clinique de M. Chomel se fait dans les salles où jadis professa Corvisart, et qui sont établies dans l'ancienne église des Pères de la Charité. Comme presque toute chose détournée de sa destination première, cet édifice est essentiellement vicieux, et il serait à désirer que le projet de transporter ailleurs les salles destinées à l'enseignement clinique, fût promptement réalisé. Le moindre défaut de ce bâtiment est une perte énorme de local. Tout le rez-de-chaussée est employé en vestibules très-vastes et parfaitement inutiles; les salles sont mal éclairées, quoiqu'assez bien percées pour la circulation de l'air; elles sont dépourvues des accessoires convenables, telles que les latrines, les offices, etc. Les communications y sont peu commodes, les lits sont trop rapprochés, surtout dans la première et la troisième salles des hommes. Celles des femmes sur-tout, pratiquées dans les combles, sont assez mauvaises, et ont un aspect mesquin et misérable. Il n'y a dans tout cet établissement qu'une belle portion à laquelle tout le reste semble avoir été sacrifié, c'est l'amphithéâtre où se font les leçons; encore appelle-t-il une restauration.

Le service laisse beaucoup à désirer; il règne un système extraordinaire de parcimonie; les médicamens, les alimens, le combustible semblent y être accordés à regret. C'est une véritable dérision de voir dans des salles assez vastes, de petits poëles de fayence ou de fonte comme ceux dont se servent nos ouvriers les plus pauvres; encore les chauffe-t-on si peu, que pendant les derniers grands froids, le thermomètre placé en face de l'un d'eux ne marquait que *deux degrés* de plus que le thermomètre extérieur. Les infirmiers y sont en trop petit nombre, et encore détournés des soins que réclament les malades, par diverses occupations étrangères, notamment par le frottage des salles, opération sans doute très-bonne en elle-même, et surtout bien préférable aux lavages usités autrefois, mais qui ne devrait pas nuire à la régularité du service. On désirerait voir dans les salles de clinique, adopter l'emploi des garderobes inodores, qui y seraient plus utiles peut-être que partout ailleurs; on ferait des vœux pour qu'une surveillance rigoureuse prévînt les méprises dans la distribution des médicamens, pour qu'on ne donnât pas à un malade affecté d'une entérite aiguë, un purgatif prescrit à un convalescent : mais ces vœux seraient-ils remplis ?

Cependant malgré quelques inconvéniens, le service confié à M. Chomel offre encore beaucoup de moyens pour faire une clinique intéressante. Le voisinage du grand hôpital permet de choisir les malades, et de se débarrasser de ceux qui, atteints d'affections légères, ou de maladies chroniques d'une trop longue durée occuperaient inutilement des lits qui peuvent être remplis d'une manière plus avantageuse pour l'instruction. Le nombre de ses malades est à-peu-près convenable ; il a l'avantage de pouvoir donner à chacun d'eux toute l'attention et tout le temps nécessaires pour bien connaître leur maladie et enseigner aux élèves la manière d'arriver à cette connaissance. Dans sa leçon clinique il peut facilement entretenir ses auditeurs des malades entrés ou sortis de la veille, pour signaler les premiers à leur attention, et compléter l'histoire des autres ; exposer l'état quotidien de ceux qui, atteints de maladies aiguës, sont placés en première ligne pour l'observation ; enfin, une fois au moins tous les huit jours, passer en revue les malades affectés de lésions chroniques, et même les convalescens, chez lesquels il peut survenir des accidens importans, et, même sans cela, pour leur faire suivre la marche des affections chroniques et les progrès de la convalescence, et pour leur indiquer les soins que réclament ces états divers ; enfin, pour pratiquer les ouvertures de corps avec détail, explorer tous les organes, et faire une leçon d'anatomie pathologique appliquée. Une excellente méthode employée par M. Chomel consiste, après avoir fait faire l'ouverture sous ses yeux, et veillé lui-même à ce qu'aucune recherche ne fut omise ou faite légèrement, à faire conserver les pièces anatomiques qui sont représentées le lendemain, et fournissent suivant leur degré d'intérêt les matériaux d'une leçon plus ou moins longue. Les observations exactement recueillies et convenablement rédigées sont lues à la fin de la maladie, et présentent des modèles aux jeunes gens encore étrangers à ce genre de travail, en même temps qu'elles forment un dépôt précieux de faits propres à éclairer la pathologie et la thérapeutique.

Les médicamens fournis par la pharmacie centrale des

hôpitaux sont bien préparés et assez convenablement administrés en général; le médecin peut disposer d'un peu de vin de meilleure qualité, de quelques alimens un peu plus délicats; mais cette ressource est si mince, que nous la citons véritablement pour acquit de conscience. Mais ce que nous plaisons à reconnaître, c'est le zèle et l'exactitude du professeur; tous les jours à sept heures précises il commence sa visite; il en fait lui-même une seconde le soir; les jeudi et dimanche, jours où il n'y a pas de leçon clinique, il n'en fait pas moins la visite de *tous* les malades. Jamais, sous aucun prétexte, un seul n'est examiné légèrement; toutes les méthodes d'investigation sont employées par lui; il exerce les élèves, et leur signale avec détail les choses sur lesquelles ils doivent porter leur attention. La visite de M. Chomel dure habituellement *d'une heure et un quart à une heure et demie;* son service se compose de *quarante* lits, vingt-six pour les hommes, et quatorze seulement pour les femmes.

M. Chomel montre, dans ses rapports avec les élèves et les malades, un sentiment parfait des convenances : plein d'aménité et de bienveillance pour les uns et les autres, il sait conserver la dignité de son rang, et ne descend jamais à cette familiarité presque grossière que nous avons pu observer ailleurs; nous ne l'avons jamais entendu tutoyer un malade. Sa diction est pure et correcte; il évite les tournures ambitieuses, hyperboliques, qui nuisent toujours à l'exactitude des idées; son débit n'est jamais déclamatoire, il est au contraire d'une simplicité qui va quelquefois jusqu'à la monotonie. Mais ce défaut nous semble moins fâcheux que l'opposé.

Les opinions médicales de M. Chomel sont assez connues par ses écrits didactiques, et même par la part qu'il a prise dans la polémique de Pinel contre celle de Broussais, pour qu'il soit inutile d'en parler ici. Cependant, lorsqu'après avoir lu ses ouvrages on vient à suivre sa clinique, on s'étonne qu'il règne autant de différence entre le parler et le faire, et l'on voit que le médecin est plus près de cette école physiologique contre laquelle il a rompu plus d'une lance, qu'on ne le croirait au premier abord, et qu'il ne le croit sans doute lui-même ; car M. Chomel a traité d'une manière un peu sévère les médecins de la nouvelle école, en disant qu'il ne ferait pas au public l'injure de discuter leur doctrine, et il semble, à l'entendre, croire que cette doctrine se réduise à ces trois points, gastrite, eau de gomme et sangsues. Aussi nous ne nous chargeons pas d'accorder quelques contradictions qui peuvent se rencontrer entre sa pratique et sa théorie, et nous nous contenterons d'exposer fidèlement ce que nous avons vu de l'une et de l'autre.

Les deux mois de février et de mars, pendant lesquels nous avons suivi la clinique de M. Chomel, ont présenté un assez grand nombre de maladies pour donner matière à d'intéressantes leçons. Les plus communes ont été les pneumonies qui ont régné épidémiquement, les fièvres graves, des rhumatismes ; puis on a vu quelques pleurésies avec épanchement considérable, deux ou trois cas de péricardite, un seul constaté par l'ouverture du corps, un petit nombre de fièvres intermittentes bénignes guérissant d'elles-mêmes ou par un traitement peu énergique ; enfin quelques gastrites et entérites, des embarras gastriques, des catarrhes pulmonaires, un érysipèle de la face et une affection inflammatoire aiguë de la région iliaque dont le siège n'a pu être précisé.

Nous parlerons d'abord des péripneumonies qui étaient doublement dignes d'attention pour les élèves, et comme observations particulières, et comme constituant une épidémie constatée non-seulement dans les salles de M. Chomel, mais dans l'hôpital de la Charité, à l'Hôtel-Dieu, et dans les autres hôpitaux. Au moment même où nous écrivons, cette épidémie n'est pas encore terminée; mais elle est à son déclin, elle attaque moins vivement les malades, elle est plus facile à dompter et fait moins de victimes, tandis qu'au début on a eu à regretter plusieurs sujets chez lesquels l'autopsie a montré l'existence de pneumonies doubles. A cette occasion M. Chomel a rappelé à ses auditeurs une observation des anciens; savoir, qu'une épidémie considérée dans sa totalité a, comme une affection individuelle, des périodes distinctes d'accroissement et de déclin, et qu'en général c'est dans la première qu'elle se montre plus meurtrière. Dans le traitement de ces pneumonies, M. Chomel a employé le traitement anti-phlogistique et la saignée générale en particulier, d'une manière extrêmement énergique, et il nous semble même qu'il a été un peu trop loin dans l'emploi de ce moyen, dont nous sommes loin, au reste, de contester la supériorité dans les phlegmasies du parenchyme. Nous croyons que ce médecin ne s'est pas assez rappelé un précepte que nous avons jadis recueilli dans ses leçons; c'est qu'il faut un certain degré de force pour que la résolution s'opère. Il ajoutait que même parfois l'emploi des toniques peut devenir nécessaire. Dans les pneumonies dont il s'agit nous pensons, d'après ce que nous avons vu ailleurs, qu'il y aurait eu de l'avantage à user moins largement de la saignée veineuse. On a observé dans d'autres salles que ce mode d'évacuation sanguine n'était pas suivi d'un grand succès, surtout dans le commencement de l'épidémie; on a même dit que le sang n'était pas couenneux; le fait est inexact. Dans les salles de M. Chomel, le sang tiré des veines a présenté constamment la couenne inflammatoire. La personne qui a commis cette erreur l'aurait évitée, si en examinant le sang elle se fût informée de la manière dont il avait coulé. Elle aurait appris tout d'abord ce qu'elle a été forcée de reconnaître ensuite; c'est que l'élève chargé de pratiquer les saignées avait confié ce soin à un jeune homme peu exercé à cette opération, et que généralement le sang au lieu de jaillir et de remplir promptement le vase où l'on a coutume de le recevoir, coulait lentement et se coagulait à mesure. Les recherches de M. Gendrin et les nôtres montrent que cette circonstance influe puissamment sur la production de ce phénomène. Ce fait, entre mille autres, prouve qu'un médecin doit, surtout s'il est chargé de l'enseignement clinique, porter son attention sur les moindres détails, et n'en considérer aucun comme minutieux, afin de ne rien avancer qu'il soit obligé de rétracter ensuite, afin de ne pas prendre d'idées fausses, et de n'en pas donner à ceux qui l'écoutent.

Quoi qu'il en soit, ce qui reste établi comme fait d'après les observations recueillies dans les salles de M. Chomel, de M. Cayol, de M. Récamier, et d'autres médecins, c'est que dans l'épidémie qui vient d'avoir lieu, la saignée générale ne produisait pas l'amendement rapide et manifeste qui la suit d'ordinaire; que chez les sujets qui ont succombé, l'ouverture du corps a permis de constater une phlegmasie double, et que ceux qui ont guéri ont présenté, comme phénomène principal accompagnant l'amélioration, des sueurs abondantes, que les anciens n'auraient pas manqué d'appeler critiques.

Le caractère de résistance de ces phlegmasies au traitement rationnel, n'a point échappé à M. Chomel; c'est même ce qui l'a conduit à essayer une méthode vantée, à notre avis, beaucoup plus qu'elle ne le mérite, et dont les succès équivoques ne compensent pas les dangers; nous voulons parler de l'administration de l'émétique à haute dose. En disant succès équivoques, nous exprimons non-seulement notre opinion, mais encore celle de plusieurs praticiens distingués, et de plusieurs de nos collègues qui ont suivi avec soin les essais tentés par cette méthode. En effet, dans le plus grand nombre des cas, pour ne pas dire dans tous, où nous avons vu les malades guérir *pendant l'emploi de l'émétique*, il aurait été absolument impossible de conclure d'une manière positive, puisque l'émétique a été administré en même temps qu'on pratiquait la saignée, qu'on appliquait des sangsues, des vésicatoires, soit à la poitrine, soit aux extrémités inférieures. Et, pour rentrer dans l'objet spécial de ce travail, à la clinique de M. Chomel nous avons vu deux fois administrer l'émétique à des péripneumoniques, dont l'état s'était considérablement aggravé pendant l'usage de la saignée. D'abord tous les deux ont succombé, ensuite l'émétique n'a pas été le seul moyen mis en usage. De plus, nous avons observé que le mieux fort douteux est venu quand l'émétique a opéré comme évacuant, et que la *tolérance* a été suivie d'un état fâcheux. C'est à l'occasion d'un de ces malades que le professeur nous a entretenus d'un sujet chez lequel, dans une pneumonie grave et qui avait résisté au traitement antiphlogistique le plus énergique, l'émétique amena des évacuations très-considérables par haut et par bas, qui furent suivies de la guérison. Remarquons ici que M. Chomel a peu de penchant vers ces méthodes hasardeuses dont les auteurs semblent avoir cherché la solution de ce problême : « Trouver la dose de substance vénéneuse que peut supporter sans mourir immédiatement, une créature humaine dans l'état de maladie ? » Il ne les emploie que dans des cas désespérés. Nous aimerions mieux pour lui, pour les élèves et pour les malades, qu'il y renonçât tout-à-fait : l'exacte justice nous prescrit d'ajouter qu'il ne fait pas ces expériences d'une manière exclusive et imprudente; ainsi chez un des malades cités plus haut, en même temps qu'il donna l'émétique il fit pratiquer des saignées, et ce fait, qu'il n'entre pas dans notre plan de rapporter ici, offrit cela de remarquable, et que nous livrons sans réflexion aux méditations du lecteur, l'émétique, administré en même temps qu'on saigna, fut suivi de mieux. Le lendemain, émétique seul, état plus fâcheux; le jour d'après, l'émétique étant continué, on revient à la saignée; soulagement. Nous aurons l'occasion de revenir sur cette méthode, et de faire connaître le jugement qu'en portent les médecins qui l'ont expérimentée, et peut-être serons-nous assez heureux pour fixer l'opinion sur ce point de pratique, en rassemblant les pièces du procès.

Le nombre assez considérable de sujets atteints d'affections aiguës de poitrine, qui a passé dans les salles de M. Chomel, pendant les mois de février et de mars, l'ont mis à même de faire aux élèves des leçons pleines d'intérêt; la même maladie se présentant sous toutes les formes et dans tous ses détails. Le professeur a su habilement profiter de la circonstance, et nous en avons la confiance, les élèves qui l'ont suivi exactement ont dû y puiser beaucoup d'instruction; nous nous félicitons pour notre compte d'avoir suivi ses leçons. M. Chomel les a exercés à l'emploi des diverses méthodes d'exploration de la poitrine, avec un soin tout particulier, persuadé que tous les modes d'investigation sont avantageux, qu'ils se suppléent, se confirment ou se rectifient les uns les autres; il les emploie tous successivement; il rend une justice éclatante à la belle découverte de Laennec, et pratique l'auscultation sur tous les malades confiés à ses soins; il préfère l'auscultation immédiate à celle qu'on pratique au moyen du stéthoscope. « Les résultats, dit-il, sont exactement les mêmes, ainsi que je m'en suis assuré souvent en comparant ceux que j'avais obtenus sur les mêmes sujets, avec ce qu'observaient des personnes qui employaient le cylindre. » Quant aux motifs de décence ou de propreté qu'on allègue en faveur de l'instrument , M. Chomel pense , avec raison , que la décence est dans la conduite toute entière du médecin et non pas dans tel ou tel acte ; pour la propreté , il dit qu'on peut facilement mettre entre son oreille et la poitrine du malade un linge propre. Il se fonde sur ce qu'on ne doit employer d'instrumens que quand nous n'avons pas assez de ceux dont la nature nous a pourvus , et sur ce que le cylindre est d'un usage incommode et exige , pour être appliqué convenablement, un apprentissage assez long et assez difficile. Nous préférons également l'auscultation avec l'oreille seule , et nous connaissons parmi les médecins qui se livrent à l'observation dans les hôpitaux , beaucoup de personnes de cet avis.

M. Chomel pratique aussi la percussion ; mais nous n'avons pas vu qu'il se servit de la plaque d'ivoire proposée par le docteur Piorry ; cette modification pouvant conduire à des données plus précises , n'est cependant pas à négliger (1). Il attend peu de choses de la percussion , qui ne peut faire reconnaître que des épanchemens signalés déjà par les autres méthodes; au contraire, il attache une grande importance à la mensuration de la poitrine ;

---

(1) Tout récemment dans les salles de M. Récamier , nous avons vu M. Piorry, avec la percussion médiate, constater d'une manière très-précise le siège et l'étendue d'une lésion pulmonaire : l'auscultation vint confirmer son diagnostic. Ce médecin d'ailleurs ne présente le pleximètre (c'est ainsi qu'il nomme la plaque sur laquelle il percute, plaque d'ailleurs facilement remplacée par une pièce de cinq francs), que comme un moyen de plus d'arriver à la connaissance des maladies. Il veut le joindre à ceux que nous possédons déjà , sans prétendre le substituer à aucun d'eux.

et pour donner à cette méthode tout le degré de précision qu'elle peut avoir, il fait faire des recherches à l'effet d'établir les dimensions proportionnelles des deux côtés de la poitrine dans l'état sain. Il enseigne aux élèves la manière de pratiquer ce mode d'exploration, et leur signale les circonstances accessoires qui peuvent en faire varier les résultats et conduire à des erreurs de diagnostic ; telles sont la conformation naturelle de la poitrine, la mauvaise situation du tronc et des bras, etc. Il ne laisse passer aucune occasion de leur redire que quand même un premier mode d'exploration leur a révélé une lésion, ce n'est pas une raison de négliger les autres, car ils peuvent découvrir une autre affection qui serait restée inconnue si l'on avait procédé légèrement. M. Chomel pense qu'un grand nombre de cas obscurs sont des cas où l'observateur manquait d'habitude ou d'attention ; c'est aussi l'opinion de MM. Louis, Andral, Lallemand, etc. S'il fallait une preuve de l'avantage qu'on trouve à combiner et à varier les moyens d'investigation, on la trouverait dans le fait suivant observé à la clinique, et que nous rapporterons succinctement. Un homme se présente offrant une expectoration sanguinolente et visqueuse caractéristique de la pneumonie ; l'auscultation ne fait pas entendre de crépitation, l'expectoration cesse, et le râle crépitant est perçu ; bientôt absence de tout bruit, signalant un épanchement, dont la percussion et la mensuration viennent constater l'existence. Chez un homme qui présentait le groupe de symptômes désigné sous le nom d'asthme, l'exploration de la poitrine fit reconnaître l'existence de tubercules et d'un œdème pulmonaire. Un médecin moins attentif aurait présenté ce cas comme un asthme nerveux essentiel. On verra ce qui restera d'affections nerveuses dans le sens des auteurs, quand on aura pour tous les organes une méthode d'investigation aussi complète que celle qu'on possède pour la poitrine.

Les fièvres graves ont été depuis long-temps le point sur lequel les deux écoles rivales se sont le plus constamment attaquées, et M. Chomel s'est montré jadis un des plus chauds partisans de la doctrine de M. Pinel. Pour ne pas réveiller d'anciennes discussions dans un moment où les partis semblent se rapprocher, nous renvoyons les personnes qui ne seraient pas au courant aux écrits polémiques publiés à cette époque par MM. Fouquier, Chomel, Roche, et par feu Ducamp : nous n'avons à nous occuper que des opinions et de la pratique de M. Chomel devenu professeur. La fusion des deux doctrines s'opère au moyen d'une sorte de transaction tacite, et de concessions faites sans bruit qui satisfont l'amour-propre et laissent à chacun le droit de dire tout haut que ses opinions médicales n'ont jamais varié. Ainsi M. Chomel, en voyant certaines maladies, leur impose le nom de fièvres graves, ou d'affection des plaques de Peyer. Quand à une affection d'abord inflammatoire aiguë d'un organe quelconque viennent se joindre des phénomènes annonçant la lésion du cerveau ou du système nerveux en général, il dit que la maladie prend une forme adynamique ou ataxique. D'ailleurs, il enseigne que ces deux états ne sont que deux degrés différens d'une même affection, dont la division n'est pas moins fausse qu'arbitraire.

Un assez grand nombre de sujets, jeunes pour la plupart, ont été atteints de fièvres graves (nous employons cette expression sans y attacher d'importance) ; ils ont succombé presque tous, et ont présenté à l'ouverture une phlegmasie notable des plaques de Peyer, en même temps des traces de pneumonie et de diverses autres affections. Un d'entr'eux offrit cette inflammation intestinale dans une très-grande étendue, et permit d'en observer toutes les formes et tous les degrés, depuis le simple gonflement jusqu'à l'ulcération profonde qui laisse voir à nu la mem-

brane séreuse : chez ce sujet, une hémorrhagie intestinale abondante et vraiment traumatique avait accéléré la
terminaison funeste. La pièce anatomique, convenablement
préparée, a été mise sous les yeux des auditeurs qui ont pu y
prendre une idée nette, précise et ineffaçable de cette altération morbide. Il serait à désirer que cette méthode fût plus
généralement suivie, et qu'on ne vit pas, dans une autre
clinique, des autopsies faites à la hâte avec des instrumens émoussés, qui déchirent et défigurent les choses
qu'on a intérêt d'examiner. Il faudrait que partout, comme
dans le service de M. Chomel, les altérations observées
fussent immédiatement et scrupuleusement décrites d'a-
près nature, et que ces descriptions lues en présence de
tous ceux qui ont vu les pièces, fussent comparées à ces
mêmes pièces conservées, afin d'en constater la fidélité.
Il n'est pas besoin de dire la supériorité des observations
recueillies de cette manière sur celles qui sont faites par
la méthode opposée.

M. Chomel n'a pas abordé en notre présence la question
des fièvres graves considérées sous le point de vue théorique, d'une manière aussi ferme qu'il l'a fait autrefois.
Ces affections, dit-il, ne sont ni franchement inflammatoires, ni franchement adynamiques; elles présentent dans
leur cours des phénomènes de l'un et de l'autre ordre;
c'est d'après eux et non d'après la nature de la maladie
qui nous est inconnue, que le médecin doit se diriger
dans le traitement; et joignant l'exemple au précepte, ce
professeur, chez un jeune homme affecté de diarrhée et
de catarrhe pulmonaire, avec quelques symptômes typhoïdes, débute par faire appliquer des sangsues à l'anus;
puis le délire succédant et une hémorrhagie intestinale
étant survenue, il crut devoir recourir aux toniques
et aux astringens pour remplir l'indication vitale, c'est-à-
dire, pour empêcher le malade de succomber immédiate-

ment à la perte de sang. N'était-ce pas une circonstance où la transfusion du sang pouvait être tentée avec quelqu'espoir de succès? Dans un autre cas, cette médecine des symptômes nous a paru quelque peu singulière en administrant du vin et du quinquina à l'intérieur, en même temps qu'elle faisait appliquer des cataplasmes émolliens sur le ventre. Il faut dire d'ailleurs que dans les mains de M. Chomel les toniques sont à-peu-près indifférens ; il les administre en petite quantité d'abord, et quand il vient à les donner à plus forte dose, c'est à des malades si gravement affectés qu'il y aurait de l'injustice à leur attribuer l'issue funeste de l'affection. Il professe, avec beaucoup de raison, que dans les fièvres graves l'influence des moyens thérapeutiques est au moins fort douteuse, et que dans une semblable position le devoir du médecin est de se borner à une sage expectation, de se guider d'après les indications que fournissent les symptômes, en remontant, autant que possible, à la cause qui les produit, et à ne pas perdre de vue ce précepte plein de sagesse : *primò non nocere.* Cette manière de voir, qui est à-peuprès celle de tous les médecins éclairés et de bonne-foi, est assurément celle qui peut mener aux meilleurs résultats. Nous voudrions cependant que M. Chomel se décidât à abandonner des moyens thérapeutiques à l'action salutaire desquels il ne saurait croire, nous voulons parler des toniques, ou bien qu'il les administrât plus hardiment, et plus tôt, s'il pense pouvoir en attendre quelque résultat avantageux. Cette indécision et cette espèce de transaction ne sont point propres à donner aux élèves des idées justes et capables de les diriger convenablement dans leur pratique future.

Un petit nombre de fièvres intermittentes s'est présenté à la clinique, encore étaient-elles bénignes, et ont-elles cédé les unes sans aucun autre moyen que le repos, la diète et quelques boissons adoucissantes, les autres après quelques doses de sulfate de quinine. Dans une leçon, M. Chomel a cherché à prouver qu'une affection intermittente ne saurait être liée à une lésion permanente ; il a surtout combattu l'opinion qui attribue la fièvre intermittente à une gastro-entérite, en s'appuyant sur un fait alors sous les yeux des élèves ; savoir, une fièvre d'accès terminée par une diarrhée. Mais il n'a point abordé la théorie émise par M. Rayer, théorie qui mérite assurément d'être discutée. Un professeur de clinique doit se montrer au courant des travaux de ses contemporains. Cette leçon d'ailleurs nous a présenté une remarque utile à ceux qui veulent expérimenter des méthodes nouvelles. M. Chomel désirant vérifier ce qu'on avait annoncé de la méthode endermique, se proposa d'administrer le quinquina sur la peau dépouillée de son épiderme. C'était au printemps ; plusieurs malades atteints de fièvres intermittentes furent choisis pour cette expérience, et pendant qu'on s'y disposait les fièvres se guérirent toutes spontanément. Quelle valeur aurait eue la conclusion, si agissant avec moins de prudence, on se fût empressé de donner le quinquina par cette voie ? C'est pourtant ainsi qu'on a souvent procédé.

Parmi les assertions hasardées que M. Chomel a été à même de vérifier, il en est une relative au traitement du rhumatisme ; on avait dit que les sangsues appliquées en grand nombre étaient un moyen assuré d'enlever la douleur et d'en empêcher le retour. Plusieurs expériences ont répondu en sens contraire, et le professeur nous a fait remarquer que le rhumatisme ne se termine presque jamais brusquement, mais bien par une série d'attaques décroissantes, et qu'on ne peut le considérer comme guéri que quand la fièvre a cessé complètement ; la simple disparition de la douleur n'est pas une garantie suffisante.

M. Chomel a cru trouver dans la préexistence de la fièvre et dans sa persistance après la cessation des douleurs, un argument contre la localisation des fièvres, et il ne nous semble pas qu'il soit bien puissant, car jamais personne n'a songé à dire qu'une phlegmasie sans douleur soit incapable de produire de la fièvre, et mille exemples se présenteraient pour démontrer la futilité de cette objection. Nous nous étonnons de voir encore ce médecin résister à l'impulsion donnée aux idées médicales, et faire inscrire pour diagnostic d'une maladie, *fièvre inflammatoire, catarrhe pulmonaire,* et *entérite,* comme si la fièvre était indépendante des phlegmasies locales.

Plusieurs rhumatismes ont été soumis au traitement de M. Laennec, par l'émétique à haute dose; nous n'avons pas vu qu'il ait produit de résultats avantageux; nous n'avons pas vu non plus qu'il ait amené d'accidens immédiats; nous avons même pu constater un fait dont on doit la connaissance aux contro-stimulistes, quoique l'application pratique soit encore à trouver; savoir, qu'on peut faire prendre l'émétique jusque dix à douze grains par jour sans provoquer ni vomissemens, ni évacuations alvines. M. Chomel n'a pas plus de confiance dans cette méthode pour le rhumatisme que pour la pneumonie; il dit même que Laennec avait beaucoup modifié son opinion à ce sujet, et que dans sa pratique personnelle il n'en a tiré de profit que quand l'émétique a opéré comme évacuant. Il n'y a donc aucune raison pour préférer ce mode de révulsion à celle qu'on exerce sur la peau au moyen d'un vésicatoire, et qui, comme nous en avons vu un exemple à la clinique, guérit fort bien les rhumatismes qui ont résisté au traitement antiphlogistique. Nous rappellerons à M. Chomel ce précepte que nous avons jadis reçu de lui; c'est que la révulsion doit s'opérer en général sur un organe sain, et autant que possible sur un organe

(31)

peu essentiel à la vie. Le canal digestif, d'après cela , n'est
pas le premier qui se présente.

Des pleurésies se sont développées dans le cours de diverses autres affections ; plusieurs se sont accompagnées
d'épanchement considérable, et comme elles survenaient
sans symptômes extérieurs fort apparens , le médecin eût
été facilement surpris sans l'excellent usage d'examiner
fréquemment l'état des organes , lors même qu'ils ne sont
le siège d'aucune lésion ; c'est le moyen de reconnaître
et de signaler dès le début celles qui se manifestent incidemment. Dans un assez grand nombre de cas la résorption a eu lieu , et la guérison a paru favorisée par l'application d'un large vésicatoire sur le côté. M. Chomel considère ce moyen comme très-efficace contre l'épanchement aigu ; il l'emploie avec une grande énergie, car il
prescrit des vésicatoires de quatre à cinq pouces de diamètre. L'étendue sur laquelle est appliquée le révulsif lui
paraît la condition essentielle au succès. Cette méthode
est rationelle et salutaire ; il n'en est pas de même de
celle qui consiste à donner le nitrate de potasse à haute
dose , jusqu'à dix gros par jour. Le plus souvent en pareil
cas on n'obtient pas une grande amélioration du côté de
l'épanchement , et l'on s'expose à tourmenter les organes
digestifs. D'ailleurs , bien souvent la résorption est l'œuvre
de la nature , et nous avons pu nous convaincre encore
de cette vérité dans les deux mois que nous avons suivi
M. Chomel. Nous avons vu en effet tantôt l'épanchement
pleurétique diminuer sans que les urines augmentassent ;
tantôt la sécrétion des reins étant considérablement ac-
crue , la collection séreuse rester stationnaire. Les observateurs fournissent une multitude de faits de ce genre.

Les mêmes observations s'appliquent à la péricardite
avec épanchement dont un malade a présenté les symptômes. Deux autres ont été atteints de péricardite aiguë ,

chez un des deux qui avait eu en même temps une pneumonie et une gastrite, l'existence de la péricardite ne put être constatée d'une manière absolue. Dans une très-bonne leçon qu'il fit à ce sujet, M. Chomel a prouvé à ses auditeurs que cette affection est beaucoup plus commune et moins grave que le croyaient nos devanciers ; il a fait voir que l'opinion de Bayle sur ce point était mal fondée, et qu'il est non-seulement possible, mais même facile, avec de l'attention, d'arriver à un diagnostic précis de cette maladie.

M. Broussais et son école pensent que les phénomènes dont l'ensemble avait reçu le nom d'embarras gastrique, ne sont que la suite d'une irritation plus ou moins considérable de l'estomac. M. Chomel au contraire enseigne que la gastrite et l'embarras gastrique sont des états morbides fort différens et qui peuvent se présenter ensemble et indépendamment l'un de l'autre ; la fièvre bilieuse lui paraît même devoir être isolée des deux précédentes affections. Aussi dans ses leçons cliniques nous a-t-il parlé d'une femme chez laquelle l'administration d'un vomitif fit succéder à un embarras gastrique une véritable gastrite ; pour nous, en observant la malade nous n'avons vu qu'une irritation gastrique légère, devenue plus intense à la suite d'une excitation intempestive. M. Chomel, à l'occasion de plusieurs malades affectés d'irritation gastro-intestinale, est revenu plusieurs fois sur ce point, et a pu exposer à fond sa doctrine. Suivant lui, l'embarras gastrique et l'inflammation de l'estomac ont des symptômes spéciaux, une marche différente, et réclament un traitement opposé ; la langue ne présente pas de données exactes relativement à l'état des organes digestifs ; enfin, on a beaucoup exagéré les dangers des vomitifs et des purgatifs, moyens qui peuvent rendre de grands services dans la pratique de la médecine. Les bor-

nes de ce travail ne nous permettant pas de discuter ces
assertions, nous remarquerons seulement que dans les
deux mois que nous avons suivi la clinique, deux malades
affectés d'embarras gastrique (suivant M. Chomel), ont
été pris de gastrite après l'émétique, et il est permis de
croire que ce médecin expérimentant sur un point liti-
gieux, avait pris le soin de choisir les sujets propres à
donner de bons résultats; et que dans la plupart des cas
ce médecin est d'accord avec l'école physiologique, qu'il
semble cependant s'attacher à combattre avec une sorte
d'opiniâtreté rancunière. En effet, il le dit dans une de
ses leçons cliniques, « l'embarras gastrique ne réclame
pas toujours l'emploi des vomitifs; avant Stoll on faisait
subir un traitement préparatoire par les délayans qui
rendait plus facile l'action de l'émétique, et souvent
même dispensait d'y avoir recours. » C'est dans cette même
leçon que le professeur a donné des considérations pleines
de justesse sur l'emploi des vomitifs. « Avant de les administrer, dit-il; on s'assure soigneusement qu'il n'y a
pas d'inflammation évidente, point de chaleur âcre, de
sensibilité vive à l'épigastre, point de mouvement fébrile
très-prononcé; et même dans ce cas, ajoute-t-il, il sera
bon de soumettre d'abord pendant quelque temps les malades à la diète et à l'usage des délayans. Par ces moyens,
en effet, très-souvent l'embarras gastrique se dissipe, et
s'il résiste on peut employer l'émétique avec un espoir
plus fondé de succès. »

Les motifs sur lesquels se fonde M. Chomel pour séparer la fièvre bilieuse de la gastrite et de l'embarras gastrique; sont les suivans : la gastrite seule ne produit pas
de symptômes bilieux, et l'anatomie pathologique ne dé-
montre pas de lésion du foie. La réponse à cette objection
est facile. D'abord l'école physiologique attribue à une
gastro-hépatite le groupe de symptômes appelé fièvre bi-

lieuse; le traitement antiphlogistique triomphe de cette double affection ; de plus , il est rare d'ouvrir des sujets morts d'une simple fièvre bilieuse.

M. Chomel d'ailleurs a moins qu'un autre le droit de se montrer exigeant et de nier les lésions organiques dont l'anatomie pathologique ne peut démontrer l'existence. Il admet bien les névroses , dit-il; qui ne laissent dans le système nerveux aucune lésion appréciable. Il aurait peut-être été convenable de discuter les opinions des auteurs à cet égard, et d'examiner une question fort importante que des faits assez nombreux viennent éclairer ; savoir, que des phénomènes nerveux intermittens peuvent dépendre d'une altération organique permanente. M. Chomel n'admet pas de vénériens dans son service; aussi n'est-ce qu'incidemment que nous avons eu connaissance de son opinion sur la maladie syphilitique. Il la considère comme le résultat d'un virus qui peut , après être resté long-temps ignoré dans l'économie , produire des accidens graves contre lesquels le mercure se montre doué d'une vertu spécifique. Nous aurions désiré entendre M. Chomel discuter la question soulevée maintenant à ce sujet ; nous ne saurions cependant lui reprocher de ne l'avoir pas fait , puisqu'il n'aurait pas pu parler avec les pièces du procès sous les yeux, et que le devoir d'un professeur de clinique est de s'occuper des malades qui sont actuellement sous les yeux des élèves.

Nous avons déjà , dans quelques passages de ce travail , parlé de la thérapeutique de M. Chomel; nous allons la considérer d'une manière générale. Une sage expectation lui est familière ; il enseigne à ses auditeurs que dans un très-grand nombre de cas la guérison est l'œuvre de la nature , et que le médecin n'a rien de mieux à faire qu'à écarter les obstacles que lui suscitent à chaque instant nos usages et nos préjugés. Aussi les moyens hygiéniques sont-ils fort employés dans ses salles , et les médicamens proprement dits n'y figurent-ils que dans une faible proportion ; et quand ils paraissent utiles , ils sont employés dans leur plus grand état de simplicité , afin qu'on en puisse mieux apprécier les effets primitifs et secondaires. Dans les affections légères où l'usage de l'eau est indiqué , on entend M. Chomel prescrire au lieu des inévitables et fastidieuses tisanes usitées ailleurs , des sirops de gro+ seilles , de limon , d'orgeat étendus dans de l'eau ; il ne donne pas de vomitifs et de purgatifs , de toniques , à beaucoup près aussi souvent qu'on le pourrait croire d'après ses écrits ; le traitement antiphlogistique est un de ceux qu'il met le plus en usage : il insiste sur la nécessité de le continuer jusqu'à ce que tous les symptômes inflammatoires aient complètement disparu. Il emploie hardiment la saignée générale , moins cependant que dans plusieurs autres hôpitaux , ainsi que nous aurons occasion de le faire voir dans le cours de ce travail ; en effet , nous ne nous rappelons pas lui avoir entendu prescrire la saignée au-dessus de quatre palettes (seize onces.)

C'est en suivant cette marche philosophique qu'un professeur peut faire apprécier exactement à ses élèves l'influence de notre art sur la marche, la durée et la terminaison des maladies , et leur montrer combien il s'en faut que la médecine ait en sa main cette puissance occulte que lui attribue le vulgaire , et dont il finit quelquefois par se croire investi, lorsque la raison ne vient pas diriger une imagination ardente et vagabonde. Il n'est point exposé à ces désappointemens dont nous avons vu quelques exemples (1) , parce qu'il n'annonce rien d'une manière cer-

______

(1) Nous en citerons un seul. Dans un grand hôpital, le médecin prescrivit chez un malade atteint de pleurésie et de péritonite avec épanchement , et arrivé presque à l'agonie, un julep

taine, et qu'il a le bon esprit de donner son pronostic comme une probabilité; aussi ne se voit-il pas réduit à chercher de misérables et ridicules explications, qui, au lieu de justifier sa conduite téméraire, ne font que la rendre plus saillante et plus condamnable. M. Chomel a fait un petit nombre d'expériences sur les médicamens, mais il les a conduites en général avec prudence et sagacité. Cependant, nous le disons sans réserve, nous ne saurions donner d'approbation à cette médecine faite avec des poisons, dont il a fait quelques essais. Par une malheureuse disposition de l'esprit humain, ces idées là exprimées une seule fois germeront peut-être plus dans l'esprit d'un grand nombre de jeunes gens, que les préceptes pleins de sagesse qu'il leur aura cent fois répétés. L'administration du nitre à haute dose nous paraît une méthode vicieuse, autant que celle de l'émétique, du kermès, de l'arsenic, etc. Il faudrait, pour la justifier, des succès bien autrement évidens et bien plus constans que ceux qu'on a cités jusqu'ici, où l'on ne voit rien de clair, si ce n'est que les malades ne sont pas toujours morts.

Le temps pendant lequel nous suivons chaque médecin ne nous permet pas de connaître sa doctrine tout entière; nous ne pouvons en exposer que ce que les maladies soumises à l'observation nous donnent l'occasion d'en apprendre; c'est ce qui nous empêche de donner à ces articles une forme régulière, et ce qui justifie le titre

---

avec du musc et de l'acétate d'ammoniaque. Dans la nuit qui suivit cette prescription, une expectoration très-abondante eut lieu (on supposa une perforation pulmonaire), et le malade au moment de la visite avait un peu moins d'oppression. « Voyez-vous, dit le professeur, voyez-vous ce que fait le musc. » On lui fit observer que le musc manquant à la pharmacie n'avait pas été donné. « Eh bien, dit-il sans se déconcerter, c'est un bienfait de l'acétate d'ammoniaque; » et les assistans de rire sous cape.

que nous leur avons imposé ; nous racontons au lecteur
ce qui nous a frappé, lui laissant le soin d'apprécier la
doctrine et les actes de chacun, et nous bornant à quelques réflexions générales. Une de celles qui s'est le plus
souvent présentée à notre esprit, en suivant les cliniques,
c'est qu'un trop grand nombre de lits est une chose nuisible, car on ne peut pas tenir les élèves au courant, ni
accorder à chaque malade tout le temps nécessaire. Delà
l'attention exclusive accordée aux cas rares, aux maladies aiguës, aux *grands malades*, comme on les appelle,
le désir des *belles* observations (1), l'abandon dans lequel
restent les convalescens, chez lesquels cependant il y a
beaucoup de choses à observer, et les sujets atteints de
maladies légères au début, mais qui peuvent devenir
graves, et qui d'ailleurs, en tout état de cause, doivent être
également présentées à ceux qui, dans la pratique, auront souvent occasion de les rencontrer. Beaucoup de
médecins cependant, et M. Chomel fait exception, ont
la mauvaise habitude de passer rapidement devant ces
lits, et de donner aux élèves l'exemple de la légèreté et
de la précipitation. Aussi arrive-t-il souvent, chez certains professeurs, que des rechutes, des affections consécutives ont lieu chez des convalescens, et qu'on ne s'en
aperçoit que trop tard. Nous avons vu dans le service de
M. Chomel deux cas de ce genre assez remarquables pour
que nous croyons devoir les rapporter succinctement à
l'appui de cette opinion ; savoir, qu'on peut trouver de
précieux sujets d'observation, et faire d'excellentes leçons
cliniques sur les sujets atteints d'affections légères ou
chroniques, et même sur des convalescens. Un homme
entre pour une pneumonie peu grave et qui cède promp-

---

(1) Y a-t-il de plus belles observations que celles recueillies
par M. Louis, sur la phthisie pulmonaire !

tement aux moyens qui lui furent opposés : il était en convalescence, lorsque tout d'un coup se manifestent les signes
d'un épanchement pleurétique assez peu considérable, il
est vrai, et qui même parut diminuer un peu. Le pronostic
de ce malade n'avait rien de très-grave; aussi ne fut-on
pas médiocrement surpris de voir survenir chez lui une
expectoration extrêmement abondante, opaque et puri-
forme. On supposa alors une perforation du poumon qui
aurait permis à la matière de l'expectoration d'être éva-
cuée au-dehors. Enfin, quelque temps après, pendant que
le malade languissait et se consumait, il eut un vomissement de sang très-abondant et qui dura plusieurs jours.
Cet individu succomba à ces affections successives, et
l'ouverture de son corps offrit des particularités fort intéressantes, et qu'il n'est pas de notre objet de décrire ici.
Un autre individu fut admis dans les salles de la clinique
pour un simple catarrhe pulmonaire; pendant son séjour
il survint une pneumonie et une péricardite auxquelles il
succomba, et dont l'autopsie cadavérique fit découvrir
les traces; plus, des tubercules dont l'existence n'avait
point été constatée pendant la vie. Ces faits assurément
très-curieux eussent été probablement perdus pour la
clinique chez un professeur moins exact et moins scrupuleux que M. Chomel.

Il nous semble que pour faire une clinique vraiment
instructive et profitable, il faudrait un nombre de lits
peu considérable, afin que chaque jour le professeur pût
entretenir les élèves des entrants, et donner l'histoire de
leur maladie, en établir le diagnostic et apprécier la gravité; en indiquer la marche, la durée et la terminaison
probables, fixer les indications et indiquer le traitement;
qu'il pût appeler leur attention sur les sortans et sur les
morts, afin de leur faire voir jusqu'à quel point l'évène-
ment a confirmé l'opinion qui avait été émise lors de

l'arrivée de ces sujets, et de leur apprendre à juger exactement et sans prévention l'influence salutaire ou fâcheuse des moyens mis en usage; et dans la même leçon faire passer sous leurs yeux l'état actuel des malades restans dans les salles, et leur faire suivre en quelque sorte pas à pas les maladies dans leurs diverses périodes. Vingt-quatre à trente lits sont le nombre convenable pour arriver à ce résultat; la clinique de M. Chomel, qui est la moins surchargée, en compte quarante; celle de M. Récamier en a près de quatre-vingts, et c'est surtout en suivant ce professeur que nous nous sommes convaincus combien cette méthode est vicieuse.

Nous avions eu dessein de rendre compte de la clinique du professeur Cayol, immédiatement après celle de M. Chomel; nous aurions complété ainsi les cliniques de la Faculté qui se font à l'hôpital de la Charité; l'analogie qui existe entre la manière de faire de ces deux médecins, nous y eût d'ailleurs engagé autant que la localité. Si nous ne partageons pas toutes les opinions de M. Cayol, que nous avons déjà suivi quelque temps, nous nous serions plu à rendre justice à l'esprit méthodique et généralement judicieux qui le dirige comme professeur et comme praticien. Mais des circonstances particulières l'ayant empêché, depuis la nomination de M. Chomel, de remplir ses fonctions d'enseignement, nous avons cru devoir passer à la clinique de l'Hôtel-Dieu.

Nous avons suivi du 1.er avril au 20 mai 1827, la clinique de M. Récamier; nous l'avons suivi avec toute l'exactitude et toute l'attention dont nous sommes capables, et nous osons le croire, quelque singulière que puisse paraître la relation que nous en allons donner, personne n'en pourra contester la scrupuleuse fidélité. Nous aurons d'ailleurs sans cesse devant les yeux les préceptes que nous a dictés M. Récamier lui-même, dans

une lettre qu'il a bien voulu nous adresser, en nous auto-
risant à suivre sa clinique; nous n'avons pas même la
pensée *d'employer l'ironie dans un sujet grave;* nous
parlerons le langage impassible, mais quelquefois bien
sévère, des chiffres et des dates; et pour qu'il soit impossible de nous accuser d'avoir *fait une parodie au lieu
d'une copie,* d'avoir *travesti les choses au lieu de les représenter fidèlement,* nous raconterons des faits, nous re-
produirons des paroles que nous avons écrites exactement, telles qu'elles ont été prononcées, et nous en
appellerons aux souvenirs des personnes avec lesquelles
nous avons suivi la clinique de M. Récamier. Nous met-
trons la conduite du professeur en face des préceptes que
nous avons émis dans la première partie de ce travail, et
nous nous abstiendrons de toute réflexion. En procédant
ainsi, nous espérons remplir les vues de M. Récamier,
rendre *compte de sa doctrine médicale,* c'est-à-dire, de
ce qu'il nous en a exposé, et le critiquer, peut-être,
d'une manière utile pour la science. Nous laissons au
lecteur et à M. Récamier, s'il vient à jeter les yeux sur ce
travail, à juger si la science et l'enseignement surtout ne
gagneraient pas à ce qu'il eût égard à nos observations.

En arrivant dans les salles de ce professeur, que
nous avions vu à peine quelquefois, il nous a fallu nous
accoutumer d'abord à l'étonnante célérité avec laquelle
il parcourt les salles, et au langage particulier qu'il
a coutume d'y porter. Cette éducation n'a pas été sans
quelque difficulté, surtout quant à la seconde partie,
et nous avons été souvent obligé de mettre à l'épreuve
la complaisance de quelques confrères plus versés que
nous dans ces connaissances locales pour obtenir les explications dont nous avons eu besoin.

Les salles où se fait la clinique de M. Récamier, ne sont
pas à beaucoup près les plus belles de l'Hôtel-Dieu, mais

elles sont bonnes et bien tenues ; on y trouve ce qu'on cherche vainement dans celles de M. Chomel, des baignoires portatives qu'on peut mettre auprès du lit du malade, et où l'on peut le placer sans lui faire traverser un long chemin où il pourrait se refroidir. Il y a des poêles suffisans par leur étendue, des fourneaux destinés à faire chauffer de l'eau, du linge, des alimens, etc., des offices où se resserrent les objets de service, des latrines inodores donnant dans la Seine ; les portes y sont garnies de doubles chassis vitrés de manière à ce que les malades voisins de l'entrée ne reçoivent pas de courant d'air froid. En un mot, ces salles réunissent, à cela près de l'aspect, tout ce qu'on peut désirer. Le local destiné aux leçons cliniques est d'une mesquinerie et d'une incommodité remarquables, il est à peine éclairé, et d'une étroitesse choquante. La vérité nous oblige cependant à confesser que nous l'avons toujours vu de beaucoup trop grand pour le nombre des auditeurs.

Nous avons mis l'exactitude au nombre des qualités nécessaires à un professeur de clinique, et personne probablement ne songe à contester ce point. Si l'on en croit les affiches des cours de la Faculté, les cliniques médicales doivent avoir lieu tous les jours de six à dix heures du matin. M. Récamier annonce ses leçons pour neuf heures. De plus, il ne vient jamais le jeudi ni le dimanche ; il n'est pas venu une seule fois (1) avant neuf heures et

---

(1) Nous nous trompons : le 18 mai M. Récamier est venu à huit heures et demie ; il n'y avait personne. Arrivé à l'heure ordinaire, on nous dit que le professeur est parti, et qu'il doit venir le lendemain à la même heure. Le 19 mai, nous l'avons attendu jusqu'à dix heures et demie.

Le professeur s'excusait de son inexactitude sur la nécessité où il se trouvait de terminer son ouvrage sur *la Compression dans le cancer*, et de préparer le cours qu'il devait faire au Collège de

demie ; de plus , il a fait attendre ses auditeurs le 14 avril jusqu'à dix heures un quart , le 28 avril , jusqu'à dix heures quarante minutes, le 30 avril, jusqu'à dix heures et demie, le 1.er mai , jusqu'à dix heures cinquante minutes.

Les leçons cliniques , c'est-à-dire , les conférences du professeur après sa visite devraient avoir lieu tous les jours. La première de ces leçons a eu lieu le 9 avril et la seconde le 17. En somme, du 1.er avril au 20 mai, il y a eu en tout quatorze cliniques. Ce qui dans une année, supposant qu'il en fût toujours ainsi, ferait juste cent deux jours ou un peu moins du tiers.

Quant à la durée des cliniques, nous affirmerons que la plus longue, celle du 24 avril n'a pas duré plus de vingt-huit minutes ; celle du sept mai a été de vingt minutes , celle du dix-neuf , de *huit minutes*. Si nous prenons le terme moyen de ces trois leçons pour la durée , nous trouvons dix-huit minutes quarante secondes.

Un tableau comparatif rendra saillante cette proportion. En ôtant de l'année cent quatre jours pour les jeudis et les dimanches où il ne se fait pas de leçon clinique (M. Chomel cependant fait ces jours-là, comme les autres , la visite des malades , et les ouvertures de corps s'il y a lieu), il reste 261 jours où il doit y avoir une leçon.

France. Avons-nous donc eu si grand tort de dire qu'un professeur de clinique ne doit pas se livrer à des recherches spéciales ? Nous aurions dû ajouter ; ni cumuler des places qu'il ne saurait remplir sans négliger son enseignement. Dans plusieurs Universités , les fonctions de professeur de clinique sont incompatibles avec toute autre place , et surtout avec la pratique de la médecine en ville. Cette mesure nous paraît pleine de sagesse.

M. Chomel fait ordinairement une heure de leçon ou au moins trois-quarts d'heure, ou 45'.	M. Récamier fait, terme moyen, 18' 40" de leçon.
261 leçons à 45 minutes, donnent......... 197 h.	Sur 261 jours, il fait, 102 leçons que nous mettons, à 25', ce qui forme un total de 42 h.

$$197$$
$$42$$
$$\overline{155}$$

Ce calcul prouve, d'une manière incontestable, que tout en augmentant la durée moyenne des leçons de M. Récamier, et en diminuant celle de M. Chomel, il reste, du côté du premier, l'énorme différence en moins de 155 heures.

Il résulte de cette manière d'agir qu'un très-petit nombre d'élèves suit une clinique où l'énorme perte de temps à laquelle ils sont obligés, trouve si peu de compensation dans le nombre et la durée des leçons. Aussi avons-nous vu M. Récamier en face de huit auditeurs, dont quatre élèves seulement, puisque les quatre autres étaient le chef de clinique et l'interne, chargé du service des salles, et deux médecins. Une seule fois nous avons compté trente-deux personnes; c'est le plus nombreux auditoire.

Un autre inconvénient de cette inexactitude est dans les entraves qu'elle apporte au service des salles; il arrive très-souvent en effet que la visite a lieu au moment de la distribution des alimens; et que ces deux services s'entravent mutuellement. De plus, celui des pansemens n'en souffre pas moins, les élèves qui en sont chargés le faisant d'une manière peu régulière. Aussi avons-nous vu des omissions dont les malades ont souffert. Il en est de même des personnes chargées des observations médicales; découragées de voir souvent leur travail perdu, elles le font sans zèle. Nous avons entendu lire une observation de pneumonie, dans laquelle n'étaient relatés ni les résultats de la percussion, ni ceux de l'auscultation, ni mentionnée l'application de deux vésicatoires de cinq pouces. Dans une clinique bien organisée, les observations sont recueillies à temps et forment la base des leçons, en même temps qu'elles offrent des modèles aux auditeurs qui n'ont pas encore l'habitude d'en faire.

Peut-on faire bien ce qu'on fait trop vîte ? Peut-on acquérir sur un malade entrant assez de connaissances dans deux minutes pour le traiter convenablement (1)? Et lorsque, dans une salle où sont quarante malades, dont douze entrans, la visite dure vingt-cinq minutes, chaque malade, même nouveau, a-t-il été bien vu ? sera-t-il bien traité ? C'est pourtant ce qui a eu lieu le 11 avril dans la salle des hommes. On ne saurait se faire une idée de l'effrayante rapidité avec laquelle se fait la visite de M. Récamier ; il faut, sans exagération, courir pour le suivre. Aussi, les premiers jours, lorsque nous nous arrêtions un instant auprès d'un malade qui attirait notre attention, nous voyions avec étonnement que le professeur était déjà à cinq ou six lits plus loin. Il semble que M. Récamier soit le médecin consultant de ses salles ; une visite est faite le matin, avant qu'il vienne, par le chef de clinique, et il ne

(1) Qu'est-ce donc encore quand ces deux minutes sont employées en futiles conversations ? En voici un exemple dont nous avons été témoin il y a quelques années dans un des plus grands hôpitaux de Paris. Un malade nouveau se présente ; il avait une hémoptysie symptomatique des tubercules pulmonaires : voici textuellement son interrogatoire.—Quel âge avez-vous?—Trente-six ans.— Quel est votre état?—Je suis sonneur de cloches ?—Et où sonnez-vous les cloches?—A Notre-Dame.—Êtes-vous employé à sonner le bourdon? —Oui, Monsieur.—Combien faut-il d'hommes pour le mettre en branle?—Douze hommes? —Et que gagnez-vous par jour?—Quarante sous.—Tisane pectorale, potion gommeuse, et le quart.—Nous l'avons entendu. Le médecin n'était pas professeur de clinique.

s'arrête guère qu'auprès des grands malades, comme il les appelle. Nous l'avons entendu dire un jour, en entrant, *dépêchons-nous*, je ne veux voir que les quatre grands malades. Un médecin, un professeur de clinique surtout, devrait-il être obligé de se dépêcher, c'est-à-dire de remplir incomplètement ses devoirs !

M. Récamier est connu depuis long-temps pour une tenue et une élocution assez singulières, et qui ressemblent peu à celle de la plupart de ses collègues. C'est au lecteur à juger jusqu'à quel point elles sont avouées par le bon ton et le bon goût. Ce médecin tutoie presque toujours les malades, et les traite avec une sorte de brusquerie familière, qui, en général, est bienveillante, car il est bon, humain et charitable. Il parle d'une voix haute et retentissante, et appelle d'un bout à l'autre de la salle ceux à qui il veut s'adresser. Ses prescriptions sont énoncées d'une manière souvent vague et bizarre ; nous l'avons entendu ordonner un julep avec un *soupçon* de sirop diacode, ou bien dire avec une volubilité peu commune : Donnez-moi à cet homme-là son eau de gomme arabique, son julep béchique, ses pilules de cynoglosse et son quart. Il en est de même de ses leçons cliniques ; en parlant d'une femme âgée atteinte d'une pneumonie : *Le personnage*, disait-il, rendait des crachats pneumoniques, et *son thorax* faisait entendre un râle bien inquiétant. Dans un autre cas, où il s'agissait de la direction des moyens thérapeutiques : *Messieurs*, s'écrie le professeur, *si vous frappez d'estoc et de taille sur les premiers symptômes d'une maladie, si vous tirez le canon sur les premières bicoques que vous rencontrez, vous ne saurez jamais faire la guerre.* Une autre fois, après avoir cité Tissot, pour prouver qu'il existe des affections inflammatoires et bilieuses tout à la fois, dans lesquelles cependant l'état bilieux tient le premier rang, après un pompeux éloge de l'auteur, il ajoute : *Celui qui ne sent pas la valeur d'un coup de pinceau de Stoll ou de Tissot, je ne parle pas pour lui.* Nous sommes en fonds pour multiplier les citations de ce genre; il est peu de jours où nous n'ayons pu en recueillir plusieurs, car ce style toujours métaphorique et dramatique en quelque sorte, M. Récamier le regarde comme une qualité; il s'en flatte, il dit lui-même *qu'il veut faire image, transporter au lit* du malade, près duquel il vaudrait mieux assurément ne pas passer si vite. Il personnifie la maladie et les remèdes. J'ai appelé à mon secours le musc, disait-il un jour, et le musc ne m'a pas rendu service. Il s'aide d'ailleurs de toutes les ressources pour fixer l'attention de ses auditeurs : éclats de voix, expressions pittoresques, gestes énergiques et parfois bruyans; il met tout en œuvre d'une manière si rapide et si étonnante, que nous, qui possédons peu l'art de faire image, nous désespérons de pouvoir transporter nos lecteurs à la clinique de M. Récamier, et nous nous contentons d'en appeler au souvenir de ceux qui l'ont suivi avec nous, et qui trouveront la copie bien pâle auprès de l'original.

S'il est difficile de représenter M. Récamier au physique, il est facile de donner une idée de son caractère. Plein d'enthousiasme, il l'est également de candeur et de loyauté; il se trompe souvent, mais toujours de bonne foi, car il est incapable d'altérer sciemment le moindre fait. Son abord est bienveillant et son amour pour la science est sincère; jamais il ne refuse la discussion, mais il soutient ses opinions au moyen d'explications forcées, de théories hasardées; il prodigue sans cesse les mots *c'est évident, indubitable;* il semble que le doute soit pour lui un état pénible à supporter, et dont il cherche à sortir à quelque prix que ce soit. Il se hâte trop en général de conclure et de faire une théorie sur le moindre fait, sans s'inquiéter si plus tard il se trouvera d'accord avec les faits et avec

(47)

lui-même. Au milieu de mots sonores, de phrases plus ou
moins étrangement construites, on trouve souvent des rai-
sonnemens bien suivis, des aperçus pleins de sagacité;
mais il faut un certain degré d'instruction pour les saisir
et les isoler des accessoires insignifians ou faux. Le plus habituellement, il règne dans ses discours un vague tout à
fait contraire à l'esprit de méthode qui devrait présider à ses
jugemens. Qu'a-t-il voulu dire, par exemple, ce jour où
après avoir examiné une femme, qui à la suite de couches,
présentait une phlegmasie péritonéale avec suppression
des lochies, il fit inscrire pour diagnostic, *état puerpéral?*
A-t-il été conséquent avec lui-même, a-t-il exprimé les
résultats d'une observation exacte, et donné à ses auditeurs des idées bien justes, lorsqu'après avoir dit une fois
que l'acide borique est utile dans les phlegmasies des muqueuses avec sécrétion modifiée, il répondit un autre jour
à une personne qui lui demandait dans quelle vue il ad-
ministrait ce médicament : L'acide borique diminue la
fréquence du pouls, et calme l'irritation des séreuses;
d'ailleurs il est ami des muqueuses? Ajoutons qu'en même
temps il prescrivait l'acétate d'ammoniaque et des frictions mercurielles. Nous l'avons entendu parler d'un malade qui, disait-il, présentait des *symptômes caverneux.*
Nous pourrions, sans peine, rapporter un grand nombre
d'assertions hasardées, d'hypothèses toutes gratuites, que
nous avons entendues avec étonnement; nous nous bornerons à un petit nombre. N'est-ce pas une assertion bien
hasardée que de prétendre que, dans l'hématémèse et le
mélœna, le foie donne du sang, lorsqu'on ne fournit à
l'appui aucune preuve tirée ou des phénomènes observés
pendant la vie ou des lésions trouvées après la mort (1)?

____

(1) Nous savons très-bien qu'il y a des exemples, et l'on en
trouve un fort remarquable dans ce Journal, de vomissement de

Peut-on croire qu'un bain de pieds rappelle l'hémorrhagie nasale et qu'un sinapisme l'arrête, lorsqu'on n'a contre l'expérience, l'analogie et le bon sens, que la déclara-
tion pure et simple de M. Récamier? Est-on obligé de
croire, avec ce professeur, qu'une hémoptysie légère est
de nature passive parce qu'elle s'est arrêtée le jour où il
a prescrit au malade quelque peu de vin et de quinquina?
Est-on suffisamment éclairé sur l'action des bols de camphre et de nitre, parce qu'il a dit les donner pour pousser
à la périphérie, sans expliquer pourquoi il tente cette
médication, et comment il pense qu'elle pourra opérer
utilement? Quelle idée peut se faire de sa thérapeutique
celui qui le voit, chez un malade atteint de fièvre grave,
prescrire des fomentations acéteuses sur le ventre, des
lavemens d'amidon et de valériane, et des vésicatoires aux
cuisses, après l'avoir vu employer des méthodes tout opposées dans des circonstances à peu près semblables?
Rien de tout cela ne peut satisfaire ceux qui ne se paient
pas de mots, et qui désirent arriver à des connaissances
positives.

 Malgré cette manière d'agir, M. Récamier parle sans
cesse de sa doctrine, dans laquelle, du moins à ce qu'il
prétend, tout s'enchaîne, s'explique et s'éclaire; il ne l'a
jamais fait connaître que par fragmens, il se proposait de
la développer dans son cours au collége de France. Nous
l'attendons; mais d'après ce que nous avons vu, nous ne
saurions croire qu'il en ait une, tant nous l'avons trouvé
différent de lui-même dans des circonstances qui nous

---

sang fourni par le foie ulcéré et adhérent à l'estomac. Mais ces
cas sont rares, et d'ailleurs M. Récamier n'a point précisé sa
pensée; il a pu laisser croire qu'il entendait parler d'une hémorrhagie indépendante de destruction des parties. Nous l'avons ainsi
compris.

paraissent tout à fait analogues. M. Récamier ferait croire
à une sorte d'instinct diagnostique ; on le voit en effet dans
quelques cas reconnaître des affections obscures d'un premier coup d'œil, et presque sans employer les moyens ordinaires d'investigation. Il serait à désirer qu'il pût trans-
mettre à ses auditeurs cette remarquable sagacité ; mais
comme cela est impossible, il serait plus avantageux pour
eux qu'il leur enseignât la méthode d'observer dont il est
donné au plus grand nombre de se servir, et qui n'exige
que des organes, des sens bien conformés et un bon jugement. Dans le traitement des maladies il procède avec
une hardiesse quelquefois étonnante, et quelquefois aussi,
comme nous en citerons plus bas un exemple, couronnée
par un succès presque miraculeux. L'expectation lui est
peu familière ; il emploie toujours des médicamens, et
toujours il attribue l'amendement, quand il en survient,
au traitement qu'il a mis en usage. Jamais nous n'avons
entendu M. Récamier rapporter une exacerbation du mal
à une médication qu'il aurait employée, bien que des oc-
casions se soient présentées où il aurait pu et peut-être
dû le faire (1) ; tout au contraire, on est sûr de l'entendre
dire avec un air de triomphe : Bienfait du quinquina,
bienfait de l'émétique, bienfait du musc ; bienfait du musc
surtout ! car le musc est le médicament de prédilection
de M. Récamier, c'est sa panacée, son ancre de miséricor-

---

(1) Empressés de citer ce qui mérite des éloges, nous rapporterons un fait dont nous avons été témoin en suivant la clinique du
professeur Cayol. Une femme atteinte d'anévrysme du cœur fut
soumise à l'emploi de la digitale, qui agit sur elle de manière à
réduire le pouls à trente-huit pulsations par minute ; alors on
s'arrêta. Peu de jours après, cette femme étant morte subite-
ment, M. Cayol, en cherchant les causes de cette mort inopinée, demande si elle ne pouvait pas être le résultat de l'action
prolongée de la digitale sur le cœur.

de ; il n'en saurait parler sans enthousiasme et sans admiration. « Le musc, dit-il, a des effets merveilleux, mais il
faut l'employer avec énergie ; il en faut donner six à douze
grains par heure, et s'il n'agit pas en huit heures on ne
doit en rien attendre. J'ai vu, ajoutait-il, une femme atteinte d'une pneumonie qui avait résisté aux saignées et à
tous les révulsifs ; elle était agonisante, eh bien ! le musc
la guérit et la fit entrer en convalescence en huit heures. »
Il ne vient pas même dans la pensée de M. Récamier de
chercher ailleurs que dans le traitement prescrit par lui,
les motifs de cette espèce de résurrection. Il compte pour
rien les *bienfaits* de cette nature conservatrice dont Desbois de Rochefort disait avec tant de sagesse : « Ah! nature ! nature ! quelle doit être ta puissance, s'il te faut
toute seule vaincre les maux qui t'assaillissent de toutes
parts, et les atteintes de l'ignorance qui leur prête encore
des armes ! Qu'il s'en faut que les mains qui te sont ten-
dues de toutes parts te soient toujours secourables !» Dans
des cas même où la plupart des médecins se borneraient
à quelques moyens palliatifs, il emploie des médications
très-énergiques. Ainsi, chez un pauvre vieillard atteint
d'une bronchite chronique, et chez lequel il était peu permis d'espérer du succès, il a prescrit plusieurs larges vésicatoires, du vin amer qu'il a supprimé ensuite sans motif apparent, pour lui substituer gravement du suc de pa
riétaire, de cerfeuil et de chicorée.

Quoique les salles de M. Récamier renferment un grand
nombre de malades, et que nous n'ayons assisté à aucune
de ses leçons sans en prendre par écrit la substance, et
souvent même les propres expressions, nous n'avons pu
recueillir qu'une très-petite quantité de notes : d'abord à
cause de la rareté et de la brièveté des leçons cliniques,
et ensuite, parce que le plus souvent l'attention du professeur était tout entière occupée par ses recherches et

ses expériences sur la compression du cancer. L'occasion s'est plusieurs fois présentée d'employer l'émétique à haute dose, et M. Récamier a mis en usage cette méthode pour laquelle il paraît avoir peu de penchant. Il la qualifie en effet d'aventureuse, et dit qu'on ne doit rien faire que d'évidemment utile, et qu'on ne devrait pas chercher ce qu'un malade peut supporter de médicamens. Un pareil discours dans la bouche de ce médecin ne nous a pas médiocrement surpris ; nous souhaiterions que ces préceptes fussent ses guides habituels. Parmi les malades qui ont pris l'émétique, il en est un qui était véritablement à l'agonie quand on administra ce médicament, et qui guérit. Mais ce fait ne nous semble pas pouvoir être cité comme preuve de l'action spécifique de l'émétique, car d'abord il produisit des vomissemens et des évacuations alvines ; de plus on employa en même temps des vésicatoires très-grands, des sinapismes, du castoréum (le musc manquant alors) ; de plus, chez ce malade, il survint des symptômes typhoïdes et une parotide très-volumineuse, qui se termina par suppuration et qui forma une véritable crise. L'émétique, s'il a contribué à la guérison, doit donc en partager l'honneur avec plusieurs autres agens thérapeutiques et avec la nature qui s'est montrée fort puissante. Les autres faits, relatifs à l'emploi du tartre stibié, n'ont pas été plus saillans ; l'amendement, qui a eu lieu d'une manière plus ou moins évidente, a coïncidé avec des évacuations que déterminait le sel ; la tolérance, quand elle a eu lieu, a été peu favorable ; enfin, l'émétique n'a jamais été donné sans être accompagné d'émissions sanguines, de révulsifs et d'autres remèdes qui ont toujours empêché qu'on pût en tirer de conclusion précise. Nous ne prétendons pas nier qu'il puisse en être autrement, nous ne disons pas qu'il n'y ait des cas où l'émétique ait agi utilement, nous désirerions qu'il en fût ainsi ; nous affirmons seulement que nous n'avons jamais rien vu de semblable chez les malades qui ont été soumis sous nos yeux à cette méthode de traitement : nous voulons bien croire, mais après avoir vu. Nous soutenons d'ailleurs, et nous croyons être avoué par tout médecin familier avec les expériences thérapeutiques, qu'on ne pourra pas conclure tant qu'on ne cessera pas d'employer avec l'émétique d'autres moyens plus ou moins énergiques. Voilà ce que nous avons dit, et ce que l'on n'a pas voulu comprendre.

D'après M. Récamier, les inflammations locales peuvent avoir lieu sans état général, et il ne parle pas seulement des inflammations superficielles ou trop faibles pour amener une réaction fébrile, il entend également des phlegmasies très-étendues et très-graves des membranes muqueuses ou séreuses ou même des parenchymes : ces phlegmasies, d'un genre distinct, sont le résultat *d'une disposition spéciale de l'organisme, disposition dépendante elle-même d'une constitution atmosphérique particulière,* dans laquelle *les vents agissent sur le système nerveux.* Ces inflammations, loin d'être mitigées par les émissions sanguines, en sont au contraire augmentées, et le sang qu'on tire des veines, pendant leur cours, ne se montre pas couenneux ; elles réclament l'usage des révulsifs, des stimulans et des médicamens qui *exercent leur influence sur le système nerveux* (1), tels que le musc,

----

(1) Dans une autre circonstance, M. Récamier dit qu'il donnait le sulfate de quinine à petite dose, attendu qu'il *agit sur le système nerveux.* Ne serait-il pas nécessaire de s'entendre et de préciser la signification de cette phrase, *agir sur le système nerveux ?* M. Récamier a-t-il des expériences concluantes d'où résulte une action spéciale quelconque du sulfate de quinine sur le système nerveux ? En possède-t-il davantage constatant l'action sur ce système, du musc, du camphre, du castoréum, de l'émétique à haute dose ? S'il a sur ces divers points des connaissances posi-

le camphre et le castoréum ; l'émétique à haute dose peut également être essayé contre elles. Cet état du système nerveux, qui joue un si grand rôle dans les maladies, qui leur imprime un cachet tout particulier, qui modifie leur marché, leur durée, leur terminaison, et qui continue d'agir jusque dans la convalescence, M. Récamier lui impose le nom d'ataxie, nom vague et obscur comme la chose qu'il représente, car cette ataxie n'a rien de déterminé, rien qui se rattache à la lésion d'un organe, rien surtout qui en précise la forme et la mesure, rien par conséquent qui puisse mettre sur une voie plus satisfaisante que celle d'un traitement tout à fait empirique, et dont les avantages sont encore très-douteux. Sans doute il peut exister des inflammations accompagnées d'une disposition générale, telle que la saignée y soit peu utile ou même nuisible, et que les révulsifs y puissent être appliqués avec succès ; que même certains médicamens, dont l'action est encore mal déterminée, y soient suivis d'amélioration ? Mais que gagne la science à ces équivoques indications ? ne devrait-on pas, au lieu de s'y borner, chercher à découvrir des lésions appréciables dans d'autres organes que ceux où se montrent les symptômes principaux, à reconnaître les altérations dont nos fluides paraissent être susceptibles, et substituer ainsi des connaissances certaines à des inspirations souvent aveugles et trompeuses. Les travaux modernes ont déjà réduit le nombre des affections nerveuses ; on doit continuer de marcher dans cette direction, et ne laisser ce nom qu'aux

---

tives ; s'il sait pouvoir combattre par cette action spéciale la cause inconnue de cet état du système nerveux, auquel il a imposé le nom d'ataxie, nous retirons notre observation ; sinon elle subsiste, car la marche que nous traçons ici est la seule qui puisse mener à quelque chose de clair et de certain.

maladies dans lesquelles un examen attentif et minutieux ne nous a fait découvrir aucune cause matérielle. Pourquoi, par exemple, dans le cas dont il s'agit, ne la chercherait-on pas dans les altérations de nos fluides ? ne sont-ce pas principalement des symptômes appellés nerveux, que déterminent l'usage immodéré du café, du thé, des boissons spiritueuses, et les empoisonnemens par les narcotiques ? Nous ne faisons qu'exprimer cette idée, sans y attacher aucune importance, afin de n'être point accusé de substituer une hypothèse à une autre hypothèse; mais cette dernière, au moins, a sur l'autre un avantage, c'est de pouvoir être facilement confirmée ou détruite par des recherches expérimentales.

Nous avons eu l'occasion d'entendre une assez longue dissertation de M. Récamier sur un point de doctrine auquel il paraît attacher une grande importance, savoir, sur la distinction des fièvres muqueuses, catarrhales et bilieuses : nous allons tâcher de la reproduire exactement, laissant au lecteur le soin de la juger. Parmi les affections qu'on trouve décrites dans les auteurs anciens, sous les noms de fièvres muqueuses, de fièvres bilieuses, et même de fièvres inflammatoires, M. Récamier établit trois groupes qu'il considère comme suffisamment distincts. Le premier se compose des fièvres catarrhales, que M. Pinel a rangées au nombre des phlegmasies des membranes muqueuses, et que M. Récamier en sépare, en convenant cependant qu'il est difficile de leur assigner un siège différent, et qu'il regarde comme ayant beaucoup d'analogie avec les fièvres éruptives qu'elles accompagnent fréquemment. On voit, dit-il, dans les fièvres catarrhales, l'affection se développer successivement sur les différens points des membranes muqueuses, de même que la rougeole ou la scarlatine envahissent graduellement les diverses régions de la peau. A la seconde série se rapportent les fièvres bilieuses qui , suivant le professeur, diffèrent des fièvres catarrhales, comme une ophthalmie suivie d'épiphora diffère d'un épiphora suivi d'ophthalmie, et qu'il regarde comme le produit d'une altération de la bile. Enfin , dans la troisième, rentrent les fièvres muqueuses ou saburrales , dépendantes d'une augmentation ou d'une modification de la sécrétion folliculaire de la membrane muqueuse gastro-intestinale. C'est ce mucus altéré dans sa composition , ou seulement sécrété en plus grande abondance , qui, lorsqu'il remplit l'estomac, produit la perte d'appétit, l'empâtement de la bouche , les aigreurs, les vomissemens muqueux , et qui, embarrassant les intestins , détermine la flatulence et la diarrhée muqueuse. Les parties saines peuvent être irritées, enflammées même par les fluides bilieux ou muqueux altérés; et ces altérations des fluides sécrétés , M. Récamier soutient qu'elles peuvent avoir lieu sans inflammation et sous l'influence de causes morales , et il cite pour exemple la sécrétion lacrymale , sur laquelle les causes de ce genre agissent plus souvent qu'aucune autre , et la sécrétion salivaire quelquefois provoquée par la vue ou le simple souvenir d'un aliment agréable (1). Eh bien ! dit-il, ces fluides

------

(1) Sans discuter ici le fond de la question , nous ferons remarquer que les preuves de M. Récamier pourraient être mieux choisies. Ce n'est pas en effet un organe sain qui secrète un liquide âcre et irritant; ce n'est que quand les larmes ont long-temps coulé, et que l'appareil sécréteur est dans un état d'inflammation non douteux, qu'elles deviennent *brûlantes*; et qu'elles irritent les parties qu'elles touchent; c'est dans la période aiguë du coryza que le mucus nasal enflamme et ulcère les bords des narines et la gouttière naso-labiale. La salive qui jaillit de la bouche du gastronome, en contemplation devant un mets friand , n'est ni âcre , ni visqueuse; mais bien celle qui inonde la bouche du malheureux affecté de salivation mercurielle, ou celle que crache à chaque instant un fumeur novice.

versés dans l'estomac donnent lieu à une véritable indigestion; ils peuvent même, par leur séjour prolongé, enflammer les parties sur lesquelles ils reposent; il cite des cas nombreux où les purgatifs et les vomitifs ont été suivis d'un soulagement instantané et d'une guérison sans convalescence. M. Récamier va plus loin; car, comparant l'estomac à la vessie urinaire, et le vomitif au cathétérisme, il dit que de même que le séjour prolongé de l'urine dans la vessie entraîne l'inflammation de ce viscère, inflammation que guérit l'introduction d'une sonde, de même les vomitifs et les purgatifs guérissent l'inflammation de l'estomac ou des intestins produite par l'accumulation du mucus altéré dans leur cavité. Nous devons à la vérité de dire que nous n'avons pas entendu cette comparaison, nous l'avons trouvée dans un des comptes rendus de la clinique de l'Hôtel-Dieu. De cette distinction, M. Récamier déduit ses conséquences relatives au traitement; dans les fièvres catarrhales on n'a besoin que de quelques boissons délayantes; l'émétique n'y réussit pas; il augmente même le mal; dans les fièvres bilieuses, au contraire, il procure un soulagement prompt, et la digestion se rétablit immédiatement ou par l'usage de boissons fraîches et acidules; tandis que dans la fièvre muqueuse les vomitifs ont besoin d'être réitérés; et l'on est dans la nécessité d'y joindre les toniques amarescens.

Nous arrivons maintenant à la partie la plus intéressante de la clinique de M. Récamier, à celle à laquelle il a accordé presque exclusivement son attention pendant le temps où nous l'avons suivi, et qui déjà depuis long-temps l'absorbait, pour ainsi dire, toute entière, à ce que nous ont raconté quelques médecins qui fréquentaient depuis plusieurs mois les salles de l'Hôtel-Dieu. Il est facile de voir que nous voulons parler du traitement du cancer par la compression; cette méthode de traitement, imaginée par nos voisins d'outre-mer (1), et employée par eux avec des succès variables, M. Récamier a entrepris de la naturaliser chez nous; il y a même ajouté un moyen d'en assurer la réussite, savoir, la cautérisation, par laquelle il ramène à l'état d'une plaie de bonne nature une surface horriblement cancéreuse, et la conduit à la cicatrisation. Les expériences de M. Récamier, sur ce point, l'ont conduit à modifier d'une manière bien remarquable ses opinions sur le cancer. Maintenant, en effet, il le considère comme une *affection locale* consistant dans une *cacotrophie* du tissu cellulaire; et il pense que la maladie ne devient générale, qu'il ne s'établit une diathèse cancéreuse que quand le ramollissement suppuratoire s'étant établi, les produits en sont résorbés et portés dans le torrent de la circulation. Partant de ces principes nouveaux, et qui seront peut-être contestés par plusieurs médecins attachés aux anciennes doctrines, M. Récamier commence son traitement par la cautérisation (2), s'il y a quelque ulcère cancéreux, afin d'en faire une plaie simple, sur laquelle il applique de suite le bandage compressif, ou par la compression elle-même lorsque la peau est restée saine. Au moment où nous suivions sa clinique, ce professeur annonçait avoir trente-deux cas de succès, dont les sujets étaient les uns guéris, et les autres en voie de guérison. C'est le point capital de cette méthode que d'exercer convenablement la compression; en effet, dans ce cas, les malades la supportent généralement bien : M. Réca-

---

(1) *Voyez* dans les *Archives générales de Médecine*, cahier de mai 1827, page 85, l'extrait du Mémoire de M. Young, sur le traitement du cancer par la compression.

(2) M. Récamier préfère, pour cautériser, le nitrate acide de mercure; voici la formule du liquide qu'il emploie : ℞ Nitrate de mercure, 1 gros, dissous dans acide nitrique ou nitro-muriatique, 1 once.

mier pense même que, quand ils ne peuvent pas la soutenir, c'est que le bandage est mal appliqué. Nous avons vu
cependant, à l'Hôtel-Dieu, une femme atteinte de cancer
non ulcéré de la mamelle qui, pendant la compression,
éprouvait des douleurs telles qu'elle se roulait par terre : il
est d'autant plus difficile d'admettre que le bandage ait été
mal fait qu'on le réapplique très-fréquemment et tous les
jours même dans quelques cas. M. Récamier, qui applique
le plus souvent lui-même les bandages, le fait avec une
dextérité (1) et surtout avec une patience remarquables :
plus d'une fois nous l'avons vu défaire en entier un bandage très-compliqué, parce que la malade s'en plaignait
un peu : ses agens de compression sont de longues bandes,
au moyen desquelles il enveloppe la poitrine toute entière
(dans le cancer du sein), et auxquelles il donne un degré
de contraction plus ou moins considérable. Pour que la
compression porte sur les points qu'il désire, il place entre
les tours de bande des corps saillans de différente nature ;
il en a essayé plusieurs, et s'est arrêté à l'agaric, qu'il
taille en rondelles circulaires de diamètres variables, et
qu'il superpose suivant le besoin, ou qu'il plie en coussins
plus ou moins volumineux pour remplir les creux qu'il a
intérêt d'effacer. Il a successivement appliqué sur les tu-

____

(1) Nous saisissons l'occasion de rendre justice à l'adresse et au
génie chirurgical de M. Récamier ; son esprit inventif ne le laisse
jamais en défaut ; il sait se créer des ressources subites. Il a ima-
giné et souvent exécuté lui-même plusieurs machines, plusieurs
appareils. Il nous a montré un bistouri caché qu'il emploie pour
ouvrir les abcès des amygdales. Il est beaucoup plus simple et
plus commode que l'instrument appelé pharyngotome. On désirerait peut-être, que moins impatient d'exécuter ce qu'il a ré-
solu, il s'assurât d'abord de la solidité de ces instrumens impro-
visés qui, se brisant pendant une opération, la rendent plus longue et plus douloureuse.

meurs des morceaux de caoutchouc, des plaques métalliques, une peau de lièvre, etc. Pour le cancer du col de
la matrice, M. Récamier procède de même, il cautérise
au moyen du *speculum uteri*, puis il établit la compression au moyen de sachets remplis de balles d'avoine, dont
il bourre le vagin, en même temps qu'une pelote, placée
sur l'hypogastre, fixe l'utérus dans sa position. Nous ne
donnerons pas de détails plus étendus sur ce procédé,
que M. Récamier exposera sans doute dans l'ouvrage qu'il
prépare ; nous nous bornerons à dire ce que nous avons
observé par nous même, les renseignemens que nous ont
fournis les personnes qui ont suivi ces essais, et les réflexions que nous ont suggérées ces deux sources : il nous
semble encore prématuré d'annoncer les résultats curatifs de la compression, c'est en effet une question de
temps, et elle ne sera résolue que quand, dans deux ou
trois ans d'ici, on pourra représenter exempts de récidives les malades qui seraient actuellement guéris ; or
nous n'en connaissons pas encore dont la guérison soit
complète : celles dont le traitement a été le plus heureux
conservent encore de la dureté, quelques douleurs ; il en
est même dont les plaies, non encore cicatrisées, prennent de nouveau l'aspect cancéreux ; plusieurs ont dû
subir des cautérisations réitérées. Quant aux effets immédiats, les voici : chez la plupart des sujets il y a eu dimi-
nution rapide et notable du volume des tumeurs, ce qui
nous semble dû à l'aplatissement du tissu cellulaire qui
les environne, et à la résorption des fluides non encore
altérés ; mais bientôt l'amélioration devient plus lente et
presque insensible lorsqu'on est arrivé à la portion formée
par la glande endurcie : la tumeur reste alors stationnaire,
et si l'on vient à suspendre la compression, elle augmente
de nouveau, et reprendrait bientôt son volume primitif.
Mais un fait qu'il est important de constater, c'est que des

tumeurs depuis long-temps fixes ont recouvré une très-grande mobilité, et que les glandes axillaires engorgées se résolvent. Il faut plusieurs mois de compression pour amener une guérison qui ne peut être déclarée complète que par sa durée. D'après ce qui s'est passé sous nos yeux, nous pensons que la compression peut être utile pour préparer les voies à l'opération chirurgicale, et plus utile encore pour en assurer le succès; enfin qu'il est possible, peut-être, en la soutenant pendant très-long-temps, d'amener une résolution complète, ou plutôt de réduire les glandes malades à un très-petit volume, et à une condition en quelque sorte inorganique, de manière à ce que, semblables à ces corps fibreux ou à ces concrétions calcaires qui se forment inaperçus au sein de nos organes, ils restent sans influence sur la santé des malades.

Il est rare que M. Récamier se borne à la compression, il y joint fréquemment la cautérisation, soit pour changer la nature de la plaie, et pour faire disparaître les végétations cancéreuses qui s'en élèvent, soit pour enlever des tumeurs plus ou moins volumineuses. Dans un cas, que nous rapporterons bientôt, il fit précéder une ligature pratiquée avec des fils métalliques. Cette ablation par les caustiques consiste, non pas à détruire la tumeur sur place par des agens chimiques, mais à la cerner par une trainée de potasse caustique, et ensuite à l'enlever par une sorte d'*énucléation*. On réunit ensuite la plaie par première intention, s'il est possible. et on applique le bandage compressif. M. Récamier, par ce moyen, veut éviter l'action de l'instrument tranchant et les hémorrhagies; il ne nous semble pas qu'il y ait d'avantage, car d'une part l'action du caustique sur une grande surface est fort douloureuse; de l'autre, on évite l'hémorrhagie par des ligatures faites avec soin.

Bien qu'il n'entre pas dans notre plan de consigner des

histoires particulières de maladies, il en est trois dont le sommaire nous a paru devoir trouver place dans ce travail ; et dont deux sont relatives au sujet dont nous venons d'entretenir le lecteur. Une femme, d'environ soixante ans, s'est présentée à l'Hôtel-Dieu, portant au sein droit une tumeur cancéreuse ulcérée, ayant le volume de la tête d'un enfant ; cette tumeur était le siége de douleurs aiguës, et d'une suppuration abondante et d'une fétidité extrême : la malade, privée de sommeil, et ayant unepetite fièvre lente, était dans un état de maigreur et de pâleur remarquables. Ce fut le trois avril que M. Récamier commença son traitement, en enlevant cette tumeur qu'il eût été impossible de résoudre, et dont la présence s'opposait à l'application du bandage compressif. La base en fut traversée crucialement avec une aiguille tranchante enfilée de fils métalliques, qui furent liés séparément et serrés avec des serre-nœuds construits extemporanément avec du fil d'archal. Les fils cassèrent pendant l'opération qui fut longue et douloureuse, plus que n'aurait été l'extirpation au moyen de l'instrument tranchant. La ligature opéra peu à peu la séparation de la tumeur, que, pour abréger, on acheva avec des ciseaux ; alors resta une plaie cancéreuse de plus de quatre pouces de diamètre : ce fut sur cette plaie que M. Récamier pratiqua la cautérisation au moyen du nitrate acide de mercure. On ne peut, sans l'avoir vu, se faire une juste idée de cette opération. Dans un vase contenant au moins trois onces de la liqueur caustique, le médecin trempait des morceaux de linge dont il se servait pour arroser la plaie, qui en fut inondée : c'est à la lettre, nous étions là. Vers le côté externe se trouvait un enfoncement pouvant contenir une cuillerée à bouche de liquide ; cette cavité fut, pendant une minute au moins, remplie d'acide nitrique, et servait à M. Récamier d'une sorte de réservoir, dans lequel il trempait le linge pour cautériser les parties voisines. Les douleurs furent vives, et arrachèrent des cris à la malade pendant toute l'opération, qui dura plus de dix minutes. La surface cautérisée fut recouverte de charbon pulvérisé, par-dessus lequel fut appliqué le bandage compressif. Sous l'influence de ce traitement les douleurs diminuèrent, la mauvaise odeur disparut, et la malade fut dédommagée de ses souffrances par le calme et le bien-être dont elle jouit. Malgré quelques incidens défavorables, tels que diarrhée, et même un catarrhe pulmonaire avec quelques points pneumoniques, la plaie prit un aspect convenable, et se rétrécit par degrés en même temps que des bourgeons charnus de bonne nature s'en élevèrent ; une tumeur dure diminua d'abord assez rapidement, plus tard cette marche favorable se ralentit; on fut même obligé de revenir plusieurs fois à la cautérisation : enfin la malade sortit à la fin de juin, conservant encore une petite plaie d'une apparence assez peu satisfaisante, et commençant à ressentir encore quelques douleurs. Cette femme guérira-t-elle tout-à-fait, ou n'a-t-on fait que reculer le terme fatal de la maladie ? C'est une question que le temps seul pourra résoudre. Ce qu'il y a de certain, c'est qu'elle a dû à la hardiesse de M. Récamier d'être débarrassée d'une tumeur qui était le siège de douleurs aiguës, d'une suppuration extrêmement fétide, qui l'auraient rapidement conduite à sa perte; mais elle a acheté ces avantages au prix d'une opération à laquelle nous avons craint qu'elle ne pût pas résister, et que la chirurgie n'avait pas osé entreprendre. M. Récamier a fait une heureuse application du précepte : *Melius anceps quàm nullum.*

Il n'a pas été moins favorisé par l'événement dans le cas que nous allons rapporter, et dans lequel il a deviné une maladie fort obscure et prédit l'issue du traitement. Un jeune homme de vingt-deux ans, n'ayant jusque là remarqué aucun dérangement dans sa santé, fut pris, à l'occasion d'une chute, de douleur dans l'hypocondre droit, avec rétraction du testicule du même côté, ictère et mouvement fébrile. Entré à l'Hôtel-Dieu au bout de peu de jours, on remarque dans la région du foie et vers l'appendice xyphoïde une tuméfaction manifeste; le palper y fait reconnaître l'existence d'un corps dur, inégal, siége d'une obscure fluctuation. M. Récamier pense qu'il existe là des hydatides; il se fonde sur ce que cette tumeur ne peut être venue dans le court espace de temps qui s'est écoulé depuis la chute; c'est donc une affection chronique qui a revêtu une forme aiguë à la suite d'une circonstance accidentelle. Or les kystes hydatiques sont dans ce cas, surtout s'ils se développent dans un organe secondaire comme le foie. D'après cette pensée, il se décide à employer un moyen d'épreuve, qui consiste à plonger dans la tumeur un petit trois-quarts extrêmement fin, et à placer une ventouse sur la canule. L'issue de quelques gouttes d'un liquide jaunâtre et visqueux l'ayant confirmé dans son opinion, M. Récamier annonce qu'il va faire appliquer sur la partie la plus saillante de la tumeur un morceau de potasse caustique; qu'ensuite, au fond de la plaie produite par le caustique, il en fera mettre de nouveau, afin de provoquer à la fois l'ouverture du kyste, et son adhérence avec les parois abdominales, pour empêcher l'introduction de l'air et des matières étrangères dans la cavité péritonéale. Il se propose, le kyste une fois vidé, de le tenir rempli d'un liquide adoucissant (l'eau d'orge miellée), et il espère voir peu à peu sa capacité diminuer, et la guérison avoir lieu par l'agglutination de ses parois. Tout arriva comme il avait été prévu; le caustique fut appliqué, le kyste ouvert, et l'on vit s'en échapper une quantité considérable d'hydatides de toutes les grosseurs; trois bassins contenant chacun plus de deux litres en furent remplis;

le malade en provoquait la sortie par des inspirations ou quelques efforts de toux. Les injections d'eau d'orge miellée furent faites, et six semaines après nous avons revu le malade dans l'état le plus satisfaisant, et le kyste contenant à peine une chopine de liquide. Certes, entre les mains des dix-neuf vingtièmes des médecins, cet individu aurait succombé. C'était un traitement chirurgical qu'il fallait, et bien peu de personnes eussent osé l'entreprendre. On eût essayé les prétendus fondans, tant à l'extérieur qu'à l'intérieur, ou employé des révulsifs; et, malgré tous ces moyens, la maladie eût fait des progrès plus ou moins rapides et eût entraîné la perte du sujet auquel M. Récamier a évidemment sauvé la vie.

On serait encouragé à suivre son exemple, si cette témérité avait souvent des résultats semblables, et si du moins elle ne faisait pas naître le regret d'avoir augmenté inutilement les souffrances d'un malheureux et d'avoir avancé le terme de sa vie, comme dans le cas suivant. Un homme, d'environ soixante ans, fut reçu dans les salles de M. Récamier, dans les premiers jours d'avril; il portait un cancer à la mâchoire inférieure; cancer déjà ancien, et qui avait exercé sur la constitution tout entière de l'individu une notable influence. La membrane muqueuse de la bouche était recouverte de végétations plus ou moins volumineuses, et baignée par une suppuration sanieuse et d'une effrayante fétidité. Malgré l'état désespérant de ce malade, M. Récamier crut pouvoir entreprendre ce traitement (il en fut fâché ensuite), et commença par faire arracher les dents antérieures qui se seraient opposées à l'application d'un appareil compressif, fabriqué avec du fil d'argent maintenu avec des cordons, et que le malade ne put supporter à cause des douleurs violentes qu'il lui faisait éprouver. Le 14 avril, M. Récamier procéda à la cautérisation au moyen du nitrate acide

de mercure. Des tampons de charpie imbibés de ce caustique furent portés sur différens points de la cavité buc-
cale, en même temps on faisait laver la bouche au malade
avec de l'eau fraîche pour en borner l'action corrosive ;
cette précaution n'empêcha pas les lèvres , la langue , et
la face interne des joues d'être fortement brûlées. Le malade supporta courageusement cette opération pénible à
voir, et dans laquelle on ne parvint même point à atteindre toutes les parties affectées. Quelques jours plus tard ,
et après avoir inutilement tenté la compression, M. Récamier crut devoir revenir à la cautérisation ; et cette fois
il préféra le cautère actuel. Ce fut du cuivre incandescent
qu'il se servit, parce que ce métal cède plus promptement
son calorique. Dix boutons de feu furent portés dans la
bouche, qui, remplie d'escarrhes , et horriblement tumé-
fiée, exhalait une fétidité insoutenable. Épuisé par les souffrances de la maladie et du traitement, le malade s'éteignit
au bout de quelques jours. L'ouverture du corps laissa
voir une altération profonde du corps de la mâchoire inférieure, et une suppuration qui avait fusé jusque sur les
côtés du larynx. On ne peut qu'applaudir aux intentions
des médecins qui , contre toute espérance, tentent la guérison des maladies les plus affreuses qui affligent l'espèce
humaine ; seulement il serait utile de calculer, car les chiffres seuls peuvent décider un grand nombre de questions,
la proportion des cas où la témérité a été couronnée par
un succès inattendu, et de ceux où elle a entraîné la perte
de malades, dévoués, il est vrai, à une mort plus ou moins
certaine, mais dont assurément le médecin n'a pas le droit
de jouer la vie. Cette réflexion nous a été suscitée par le
fait que nous venons d'exposer, et confirmée par l'examen
d'un grand nombre d'opérations chirurgicales insolites,
telles que ligatures des gros troncs artériels , résections
des grandes articulations ; extirpations de tumeurs volu-

mineuses. Nous voyons toujours , ou presque toujours, les malades succomber, il est vrai, à une affection interne ; car ils ne meurent jamais de l'opération. Ne devrait-on pas savoir que *le possible a des bornes* qu'il n'est pas donné à l'homme de reculer ? et ne serait-il pas sage de consulter ses forces et les moyens dont on peut disposer, avant de chercher à dépasser ces limites ?

Nous terminerons cette relation en adoptant dans toute son étendue une opinion de M. Récamier lui-même, c'est que sa clinique est trop élevée pour les jeunes gens qui commencent (1). Il serait à craindre en effet que, séduits par le ton d'enthousiasme et de conviction du professeur, entraînés par des théories et des hypothèses souvent ingénieuses , ils ne reçussent ses leçons sans examen. Ceux, au contraire, qui déjà pourvus d'un certain degré d'instruction, et par conséquent capables d'observer et de ju-

---

(1) C'était aussi ce que disait Laennec. Mais qui donc se chargerait de l'instruction des élèves, si chacun se croyant appelé à l'enseignement supérieur , dédaignait aussi les commençans ? Existe-t-il entre les quatre professeurs de clinique médicale, quelque différence d'attribution ? Y a-t-il des chaires élémentaires et des chaires de perfectionnement ? Non , car cela est impossible ; et la cliniqne chirurgicale , appelée à tort clinique de perfectionnement , ne diffère des autres que par un titre insignifiant et prétentieux. Nous croyons la clinique de M. Dupuytren et de M. Boyer tout aussi propre à former de bons chirurgiens, que celle de M. Bougon et de ses suppléans. S'il est sorti quelques bons élèves de la clinique de Corvisart, de celle de M. Fouquier , et même de beaucoup d'autres médecins n'ayant point le titre de professeur public , c'est probablement parce qu'ils ont utilisé pour l'instruction de leurs auditeurs tout ce qui s'est présenté à eux , sans faire le choix de malades qui , en fixant l'attention sur un point exclusif, font perdre de vue tout ce qui ne s'y rattache pas. Nous persistons à penser que les cliniques *élémentaires* ou *du second degré* , si l'on voulait les dénommer ainsi , sont les meilleures et les plus utiles.

ger par eux-mêmes , viendront à y assister, y trouveront beaucoup à apprendre.

En remarquant les inconvéniens de toute espèce qui résultent de l'inexactitude du professeur, ils apprécieront mieux les avantages de l'ordre et de la régularité ; en voyant des erreurs , des omissions plus ou moins graves naître de la légèreté avec laquelle il voit les maladies , ils apprendront à procéder avec lenteur et méthode. Les fâcheux effets des médications empiriques et irration- nelles , les prémuniront contre leur emploi ; enfin, les succès eux-mêmes qui les suivront ne seront pas sans quelque utilité pour leur éducation médicale , en leur démontrant combien la nature est quelquefois obstinée , pour ainsi dire, à la conservation de l'individu , et com- bien elle triomphe de la maladie et du traitement. Ce n'est pas tout d'apprendre ce qu'il faut faire, il est bon encore de savoir ce qu'il faut éviter.

Parmi les hôpitaux spéciaux, il en est peu qui soient plus importans et peut-être moins connus que l'hôpital des Vénériens; des motifs qu'il est facile d'apprécier em- pêchent d'en laisser l'entrée libre comme celle des autres établissemens ; on n'y pénètre qu'avec une autorisation des chefs du service de santé. Feu Cullerier, qui avait or- ganisé cette maison , y avait établi un enseignement sur la maladie siphylitique, dans lequel il présentait à ses audi- teurs les échantillons des diverses formes qu'elle peut re vêtir. Son successeur n'a pas encore donné suite à ces leçons qu'il a cependant le dessein de continuer; mais il fait observer au lit des malades les symptômes de la maladie ; il donne les motifs d'après lesquels il se décide à employer tel ou tel moyen, et exprime son opinion sur la nature, la durée et la terminaison des maladies. Il serait à désirer qu'il réalisât prochainement son projet, et qu'il

pût établir une clinique régulière sur une affection que
l'on n'a pas l'occasion d'étudier avec détail, ailleurs que
dans cet hôpital. Personne ne serait plus capable que
M. Cullerier, d'utiliser, pour l'instruction des élèves, les
matériaux intéressans qu'il présente. Admis par ce médecin recommandable à suivre ses visites, nous tâcherons
d'exposer sa doctrine sur une maladie devenue, à son tour,
un sujet d'examen et de discussion. La longue expérience
de M. Cullerier, jointe aux lumières que lui avait transmises son devancier, font de son témoignage une autorité
imposante dans le cas dont il s'agit, et la comparaison
de ses opinions sur différens points de l'histoire de la maladie vénérienne, avec celles de ses deux collègues,
MM. Gilbert et Bard, présentera certainement de l'intérêt, surtout à raison de l'espèce de révolution qui s'est
opérée en médecine dans la doctrine du virus vénérien,
de ses effets et de son traitement.

En voyant aujourd'hui l'hôpital des Vénériens, qui,
sous beaucoup de rapports, n'est pas au niveau des autres
établissemens du même genre, on se reporte avec peine
aux époques encore assez rapprochées de nous, où les
malheureuses victimes de la maladie vénérienne étaient
en butte à une cruelle réprobation, et n'obtenaient qu'au
prix des châtimens et de la souffrance une guérison souvent incomplète; le tableau qu'en trace feu Cullerier, dans
une brochure intitulée : *Notes historiques sur les hôpitaux
établis à Paris, pour traiter la maladie vénérienne*, ré-
volte et afflige tout-à-la-fois les amis de l'humanité, et fait
bénir la mémoire de ceux qui ont amené ces heureux
changemens. Tel qu'il est maintenant, cet hôpital, situé
dans une excellente exposition, présente à peu près les
conditions favorables pour la guérison des malades auxquels
il est destiné. Les salles y sont vastes et bien aérées, et
tenues aussi bien qu'on peut le faire avec des malades

qui, appartenant pour la plupart à la dernière classe de la société, sont moins faciles à gouverner que ceux qu'on admet dans les autres hôpitaux, et avec lesquels on est souvent obligé d'avoir recours à des moyens de repression (1). On doit dire cependant que les salles de femmes présentent un aspect d'ordre et de propreté qu'on ne trouve pas également dans celles des hommes.

La distribution des malades est extrêmement avantageuse et permet de voir groupés divers genres d'affection vénérienne, et de suivre les effets des différentes méthodes de traitement. Ainsi, les salles d'hommes sont disposées de manière à recevoir, d'un côté, les individus atteints de symptômes primitifs ; de l'autre, ceux qui ont des maladies consécutives, et chez lesquels la gale complique les affections vénériennes. Pour les femmes, les divisions sont encore plus tranchées. L'une renferme les filles publiques, envoyées par la police ; elles sont prisonnières et ne peuvent sortir que quand le médecin a prononcé qu'elles sont guéries. C'est là qu'on a l'occasion d'observer les symptômes à une époque peu éloignée de leur apparition, attendu que les médecins, chargés de visiter les femmes publiques, les envoient à l'hopital dès qu'elles présentent la moindre apparence de maladie. La seconde, appelée civile, se compose des femmes qui ne sont pas soumises à l'inspection directe de la police, et des femmes honnêtes qui sont devenues victimes du libertinage de leurs maris. Enfin, la troisième division reçoit les nourrices malades et les enfans infectés ; les uns et les autres

---

(1) Ces moyens n'ont d'ailleurs rien de trop sévère ; ils consistent dans la privation d'alimens autres que le pain, et la réclusion dans une chambre isolée momentanément, et pour les femmes seulement. L'exclusion a lieu pour les deux sexes dans certains cas.

sont soumis au traitement. Les nourrices, en entrant, contractent l'obligation d'allaiter, avec leur enfant, un enfant étranger, atteint ou soupçonné de siphylis. Ajoutons que, outre les salles proprement dites, il existe, pour les hommes et pour les femmes, une infirmerie dans laquelle sont envoyés les sujets chez lesquels la maladie siphylitique vient à présenter des symptômes graves ou à se compliquer de quelque autre affection. Ils y trouvent un régime alimentaire un peu plus délicat, plus de repos et des soins plus assidus.

Le régime alimentaire est à peu près le même que dans les autres hôpitaux, seulement les malades des salles ne reçoivent pas de vin; il n'en est accordé que dans les infirmeries. Du reste, on donne assez fréquemment du lait à ceux auxquels il peut être utile.

Le service de santé se partage ainsi qu'il suit : M. Cullerier et M. Gilbert sont chargés alternativement des salles d'hommes et de femmes civiles; ils alternent par semestre. C'est M. Cullerier qui, dans ce moment, dirige les salles des hommes. Quant à M. Bard, son département se compose des nourrices et des filles publiques; cinq élèves internes et plusieurs externes les secondent dans les soins à donner aux malades, les pansemens et les opérations. Les trois chefs partagent en outre, entre eux, le service de la consultation publique, service assez consirable, puisque chaque jour il s'y présente au-delà de cent malades, qui sont traités à l'extérieur.

Quant au service de la pharmacie, il se fait d'une manière d'autant plus exacte, que les médicamens antivénériens s'administrent à la visite même, et sous les yeux des médecins-chirurgiens. Cela cependant n'empêche pas que quelques malades se soustrayent à leur usage, en conservant les pilules dans leur bouche, pour les rejetter ensuite, ou en provoquant le vomissement, afin de rendre la liqueur mercurielle.

M. Cullerier, c'est de lui en effet que nous devons d'abord entretenir le lecteur, est plein d'assiduité, d'exactitude et de zèle; tous les jours, à six heures précises, en été, et à sept heures, en hiver, il commence sa visite. Affable avec les élèves, il traite les malades d'une manière décente et sévère tout-à-la-fois. Il a su éviter l'écueil trop commun dans les établissemens où sont réunis en grand nombre des malades du même genre, celui d'une pratique routinière; il observe avec soin et modifie sa pratique d'après ses observations; il expérimente d'une manière rationnelle et philosophique; en un mot, il serait difficile de remplir ses fonctions mieux qu'il ne le fait sous tous les rapports.

On sait dans ce moment quelle révolution s'opère dans la doctrine de la maladie vénérienne; cette doctrine, composée de croyances transmises d'âge en âge, et acceptées sans examen, plutôt que d'opinions fondées sur des recherches expérimentales, est maintenant remise en question. On doute, on examine, on observe sur de nouveaux frais. La spécificité du mercure est vivement attaquée; l'existence même du virus vénérien est niée par un auteur qui compte un petit nombre de partisans, mais dont l'ouvrage serait bien digne d'attention, quand il n'aurait fait que mettre en évidence les contradictions et les incohérences de l'ancienne doctrine des maladies vénériennes (1). Dans ce

---

(1) Dans son travail, M. Richond s'est souvent exprimé d'une manière un peu sévère. Mais il cherche à établir une opinion vivement repoussée ; il devait presque nécessairement avoir le ton de l'attaque. Quant à moi, qui n'ayant émis aucune opinion sur la maladie vénérienne, puis me prononcer sans réserve pour celle dont mes recherches m'auront montré le plus ou moins de certitude, je me propose d'exposer, dans un prochain article, l'état de la question sur la maladie vénérienne, d'indiquer la manière de voir des différens auteurs anciens ou contem-

conflit d'opinions, M. Cullerier croit devoir s'abstenir d'en émettre une qui soit en quelque sorte officielle ; il sent que sa position, en lui donnant une grande autorité dans ces matières, lui impose également une grande réserve. Il tâche d'examiner les choses comme si la maladie se présentait parmi nous pour la première fois, et en faisant en quelque sorte abnégation de ses connaissances antérieures. D'ailleurs, ce doute et ce désir d'examiner ne sont pas nouveaux chez M. Cullerier ; depuis long-temps et à une époque où il ne venait pas même dans l'esprit du plus grand nombre, qu'une maladie provenant d'un coït impur, pût guérir sans mercure, et qu'une maladie pût céder au traitement mercuriel sans être vénérienne, ils lui servaient de guide dans ses observations, ses recherches et ses expériences. Il faut le dire, M. Cullerier doute de l'existence du virus vénérien ; je me hâte de m'expliquer pour qu'on ne puisse pas donner à mes paroles une fausse interprétation. M. Cullerier ne doute pas, parce que l'expérience de tous les jours le prouve, il ne doute pas, dis-je, que des produits de sécrétions morbides ne puissent agir comme irritans, et déterminer sur les parties qui se touchent des phlegmasies de diverses formes, donnant elle-même naissance à des exhalations et à des sécrétions dont le résultat est aussi irritant pour les parties saines. Mais il lui semble que l'action de ces divers produits n'a pas été suffisamment étudiée ; il croit qu'ils ne sont pas contagieux dans tous les cas, et que, par exemple, le pus fourni par les ulcères consécutifs est simplement irritant, et qu'il ne paraît pas ca-

---

porains, de les opposer les uns aux autres, afin qu'on puisse voir ce qu'on a fait et ce qu'il reste à faire ; en signalant ce qui est certain, ce qui est probable, douteux ou faux, j'aurai déblayé, si l'on peut ainsi dire, la route qui doit conduire à la vérité.

pable , comme le pus de chancres récens , de produire
des symptômes primitifs ; qu'enfin dans l'état actuel
des choses , il n'est pas démontré que les affections appelées vénériennes soient produites et entretenues par
un virus qui , introduit par inoculation , agit sur toute
l'économie , tantôt immédiatement , tantôt à une époque
plus ou moins éloignée. De nouvelles observations faites
avec un esprit dégagé de toute prévention , sont nécessaires à son avis pour éclaircir ce point important de pathologie , sur lequel on ne trouve dans les auteurs que
contradiction et obscurité. Ce doute sage , cet aveu de
son incertitude , qui conduit à rechercher sans cesse, sont
bien préférables à la manie de vouloir tout décider ; en
suivant les leçons de M. Cullerier, les élèves apprennent que
la science est loin d'être complète, et que pour se présenter
appuyée sur son ancienneté et sur d'imposantes autorités ,
une doctrine n'en est pas plus solide et plus réelle.

Il est facile de prouver qu'il en est ainsi , et que cette
funeste paresse de l'esprit humain , qui le porte à croire,
pour s'épargner la fatigue d'examiner, a singulièrement
eu part à l'établissement de la doctrine des maladies vénériennes , telle qu'elle existait encore intacte , il y a douze
à quinze ans. Telle avait été en effet la négligence des auteurs , qu'on ne possède pas même une bonne description
des symptômes siphylitiques. Interrogez dans un examen
un jeune homme encore tout rempli de ses lectures , sur
les caractères du chancre vénérien ; assurément il donnera la description de Hunter, savoir : un ulcère creux , à
surface grise , de mauvais aspect , *à bords coupés à pic* ,
saignant et douloureux. Eh bien ! depuis trois mois que
nous suivons assidûment l'hôpital des Vénériens et que
nous y recueillons des observations , en décrivant avec un
soin minutieux les divers phénomènes de la maladie, nous
n'avons rencontré encore les caractères assignés par Hun-

(74)

ter, que sur un nombre extrêmement petit d'ulcères vénériens primitifs. Nous livrons ce fait au lecteur; il jugera s'il
doit croire que la maladie a changé de forme, ce qui paraît assez peu probable, ou si les auteurs ont donné à leurs
descriptions toute l'exactitude qu'on a droit d'exiger pour
être convaincu. Quoi qu'il en soit, ceux qui n'ont pas pu
se soustraire assez à l'empire de la prévention pour reproduire fidèlement des formes extérieures, n'auront pas été
plus scrupuleux quand il aura été question de coordonner
ou de généraliser les faits. Telle est au moins l'idée qui
nous paraît devoir se présenter naturellement à l'esprit.

Du peu de sévérité qu'on a apporté dans les descriptions
des maladies est née, entre autres inconvéniens, une
confusion telle, que c'est un véritable travail, en lisant
plusieurs auteurs, de deviner, au milieu des expressions
vagues et arbitraires qu'ils emploient, les lésions dont ils
ont voulu parler. On peut s'en convaincre en lisant dans
divers auteurs la description des affections cutanées dites
siphylitiques, où l'on voit entassés, sans ordre comme
sans choix, les mots de pustules, de boutons, de pustules
croûteuses, squammeuses, galeuses, c'est-à-dire, où l'on
rassemble des affections distinctes, et où l'on donne
comme des maladies différentes deux états de la même
maladie. M. Cullerier, persuadé que l'inexactitude du langage entraîne le désordre et la confusion des idées, s'attache soigneusement à donner aux choses le nom qui leur
appartient réellement, et surtout à ne pas donner le même
nom à des choses différentes. C'est en effet par cette méthode vicieuse qu'on a introduite dans l'histoire de la maladie
siphylitique une foule de symptômes qui lui sont étrangers.
Nous avons vu souvent M. Cullerier regarder comme simples des affections qui, dans d'autres hôpitaux, auraient
été, sans aucun doute, considérées comme siphylitiques;
en conséquence, traitées par le mercure. Car, comme on

sait très-bien, le plus grand nombre des médecins regardent encore le mercure comme le spécifique de la maladie vénérienne.

On voit, d'après ce qui précède, combien les idées de M. Cullerier qui, placé de la manière la plus avantageuse, peut multiplier et comparer les observations, sont différentes de celles qu'on lui suppose dans le monde médical d'après celles de son prédécesseur; et il est facile de prévoir tout ce que la science peut gagner à une semblable direction. La pratique de ce médecin est d'accord avec sa théorie, et au traitement empirique adopté avant lui et appliqué d'une manière beaucoup trop générale, il a substitué un traitement rationnel dont les résultats sont propres à encourager. En s'abstenant momentanément de l'emploi du mercure pour tous les cas, M. Cullerier ne veut pas y renoncer absolument; il le croit un médicament énergique, et quelquefois utile, mais dangereux dans certains cas. En limitant son emploi et en le faisant rentrer dans les règles générales de la thérapeutique, il aura rendu un véritable service.

Les inflammations des divers tissus produites par le virus venérien (1), sont dans le même cas que celles qui déterminent les virus vaccin ou variolique; elles sont influencées dans leur marche, leur durée, leur terminaison par les divers modificateurs qui agissent sur l'économie; c'est une vérité que M. Cullerier présente fréquemment à ses auditeurs, et dont il leur montre les preuves. Le traitement antiphlogistique, les excitans locaux, les astringens les modifient sensiblement. Les affections morales,

---

(1) Nous continuons d'employer ce mot pour être entendu, mais sans y attacher le même sens qu'on le fait généralement. S'il n'est pas prouvé pour nous qu'il existe, il ne nous est pas démontré qu'il n'existe pas.

l'état des organes digestifs leur font également éprouver
des changemens remarquables, que nos observations nous
ont souvent mis à même de constater. Aussi nous avons
vu déjà un grand nombre de fois des chancres, des bubons, des blennorrhagies, des orchites s'améliorer sensiblement et d'une manière rapide, par l'emploi des saignées, des émolliens, des narcotiques, des astringens, et
par tous les autres moyens qu'on a coutume d'opposer
aux phlegmasies sans cause spécifique. Chez un malade atteint de chancres très-étendus avec phimosis,
nous avons vu la plaie prendre l'aspect de la pourriture
d'hôpital, à la suite d'une nouvelle fâcheuse; pareils phénomènes ont été observés après un écart de régime. Ils
ont donc à présenter un grand nombre de faits contradic-
toires; ceux qui disent que, dans les inflammations produites par une *cause spécifique*, les moyens ordinaires
sont sans résultat, et qu'on n'arrive à la guérison qu'en
employant le moyen propre à détruire le virus. Sans
doute il a une longue expérience, il a de nombreuses observations, le médecin qui imprime que les symptômes
vénériens primtifs ne guérissent point sans mercure; il
pourrait constater le contraire et sur un grand nombre
de sujets, en visitant pendant six semaines seulement les
salles de M. Cullerier, où déjà, depuis plus d'un an, le
traitement rationnel a été substitué au traitement empirique dans la presque totalité des cas. Pour nous, les faits
qui se passent continuellement sous nos yeux, nous obli-
gent à penser que les affections vénériennes primitives
guérissent parfaitement bien avec un traitement simple,
non pas comme le disent les médecins de l'ancienne école,
avec des sangsues et de l'eau de gomme seulement, mais
avec l'ensemble des moyens qu'un médecin sage et expérimenté sait opposer aux phlegmasies suivant leur forme,
leur durée, leur intensité, etc. Nous n'entreprendrons

point de préjuger si les malades , ainsi traités , auront plus ou moins que ceux traités par le mercure des symptômes de siphylis constitutionnelle. C'est une question de temps qu'il serait tout-à-fait inutile de discuter à présent , mais ce qui nous paraît ressortir évidemment des observations déjà assez nombreuses que nous avons recueillies dans les salles de M. Cullerier, et de leur comparaison avec des observations recueillies depuis plusieurs années , c'est que dans le premier cas, les symptômes morbides que les malades ont apportés en entrant, guérissent dans un temps plus ou moins long, sans qu'il s'en développe d'autres ; dans le second, au contraire, il est fort commun de voir un symptôme être remplacé par l'autre, pendant la durée du traitement, et la prolonger en même temps qu'il ajoutait aux souffrances des malades.

C'est donc un traitement méthodique et rationnel que M. Cullerier emploie contre les affections diverses groupées sous le nom de maladie vénérienne , au lieu du traitement empirique par le mercure ; il se compose de saignées générales et locales , d'applications émollientes narcotiques ou astringentes , suivant les divers états morbides qu'il s'agit de combattre , de cautérisations , de bains tièdes, de bains de vapeurs aqueuses, de boissons tempérantes , du repos et d'un régime approprié. Si les préparations mercurielles sont quelquefois mises en usage à l'extérieur, c'est comme stimulantes , et non point comme exerçant une action spécifique : la diète y occupe une place importante. Jadis et par suite de l'usage où l'on était de considérer comme affections chirurgicales les dartres, la gale et la siphylis, les malades qui en étaient atteints recevaient, dans les hôpitaux, la portion entière : M. Cullerier, au contraire , les astreint à une diète plus ou moins rigoureuse, et il se loue de cette méthode ; il a observé, en effet, que les accidens , tant primitifs que consécutifs, étaient plus communs chez les individus intempérans ; il a vu que les stimulations de l'estomac modifiaient, d'une manière désavantageuse, les diverses phlegmasies qui existent chez les sujets affectés de siphylis : il a également remarqué que le régime sévère entrait toujours comme partie principale dans la plupart des traitemens qui avaient joui de quelque réputation. C'est d'après ces diverses données qu'il a été conduit à chercher, dans la direction du régime, un auxiliaire puissant, dont les médecins d'autrefois se privaient volontairement, et dont beaucoup de praticiens de nos jours ne semblent pas comprendre toute la nécessité. La saignée veineuse qui, jadis, faisait le début du traitement mercuriel, et qui s'y plaçait d'une manière banale et routinière, est maintenant réservée pour les cas où il existe un état pléthorique ou fébrile très-intense, comme dans les bubons doubles très-volumineux et très-enflammés, dans les orchites consécutives à la brusque suppression d'une blennorrhagie. M. Cullerier en tire de grands avantages ; il faut dire ici qu'il les fait pratiquer plus considérables que dans aucun hôpital que nous ayons jusqu'ici fréquenté ; car les moindres sont de dix-huit ou vingt onces ; on en fait quelquefois du double. Il se sert plus fréquemment encore des saignées locales pratiquées au moyen des sangsues, car les ventouses scarifiées ne sont point applicables dans les affections des parties génitales, à cause de leur disposition anatomique : elles réussissent bien dans les inflammations, tant aiguës que chroniques ; mais, dans les premières, M. Cullerier les fait placer au voisinage des parties malades, tandis que, dans les secondes, il prescrit quelquefois de les faire piquer sur les parties elles-mêmes. Plusieurs fois nous avons vu des ulcérations opiniâtres, et qui avaient résisté à des applications mercurielles et à des cautérisations réitérées, s'améliorer sensiblement sous l'influence de saignées locales répétées. Un des cas les plus curieux en ce genre qui se soit présenté à notre observation, est celui d'un engorgement déjà fort ancien du prépuce, qui avait acquis une dureté presque cartilagineuse, et dont, par l'application réitérée de sangsues, on obtint la résolution complète. C'est une pratique vicieuse, et dont M. Cullerier signale les inconvéniens aux élèves qui suivent ses visites, que d'appliquer les sangsues sur les parties très-enflammées, et surtout sur la peau quand elle est rouge, luisante et tendue. Dans le plus grand nombre des cas, en effet, on voit les piqûres se gangréner, et laisser après la chute des escarrhes, des ulcères arrondis, à bords coupés à pic, qui, quelquefois s'étendent, se confondent et deviennent longs et difficiles à guérir ; ils s'observent quelquefois même, bien que les sangsues aient été apposées sur la peau saine ; alors, au lieu de succéder à une escarrhe gangréneuse, ils sont précédés par un petit phlegmon. La forme de ces ulcères et leur longue durée tiennent-elles à la cause qui les a produits, et à la texture des parties sur lesquelles ils se développent, ou bien à la présence et à l'action d'un virus *sui generis ?* ou bien, comme M. Cullerier est porté à le croire, dépendent-ils d'une qualité venimeuse des sangsues (1) ? C'est ce que nous ne voulons pas décider, mais nous ferons remarquer que des ulcères analogues se montrent à la suite de piqûres de sangsues chez des sujets non affectés de maladies vénériennes ; et que le

---

(1) L'énorme consommation des sangsues fait que la sangsue médicinale ne se trouve plus dans le commerce séparément ; et que plusieurs autres espèces se trouvent maintenant employées en médecine. Il n'est pas impossible qu'il y en ait de venimeuses, ou bien qui laissent leur dard plus facilement que les autres, ou bien qui, pêchées dans des lieux mal sains, et au moyen d'appâts formés en matières animales, inoculent des matières putrides.

D^r. Blache les a très-souvent observés à l'hôpital des Enfans. Il resterait à savoir, pour trancher la question, si le pus de ces ulcères inoculé à un sujet sain lui communiquerait une affection semblable. Nous aurons plus tard l'occasion de revenir sur l'inoculation de la siphylis dans un but expérimental.

Les bains forment une partie essentielle du traitement suivi par M. Cullerier; il les emploie tantôt comme émolliens et calmans (bains locaux médicamenteux, bains de siége), tantôt comme propres à détendre la peau, et à favoriser l'exercice de ses fonctions (bains d'eau tiède, bains de vapeurs aqueuses). Les bains entiers sont utiles à tous les malades, et surtout à ceux qui sont atteints de maladies cutanées; les bains de vapeurs leur sont aussi généralement avantageux, ils produisent la chute des croûtes, et permettent d'examiner l'état de la peau qu'elles recouvrent, seulement il est quelques sujets qui ont peine à les supporter, et chez lesquels ils semblent favoriser l'établissement de congestions sanguines vers différens organes. Quant aux bains de siége, ils sont d'autant plus convenables que la maladie occupe le plus ordinairement les parties sexuelles et les environs, et qu'exigeant moins de dépense ils peuvent être renouvellés matin et soir si le cas l'exige. Dans l'intervalle des bains dont nous venons de parler, les hommes peuvent user d'un moyen fort efficace, ce sont les bains locaux émolliens dans lesquels ils peuvent plonger le pénis; mais, comme ils exigent la position déclive de l'organe, ils entretiennent une sorte de congestion sanguine qui peut retarder la guérison; aussi M. Cullerier, à qui appartient cette remarque, a-t-il soin de veiller à ce que les malades n'en usent pas trop long-temps; il leur prescrit alors de tenir la verge relevée, et de la couvrir d'un cataplasme émollient : cette pratique a de grands avantages.

On doit à M. Cullerier l'oncle, l'introduction de l'opium dans le traitement des maladies vénériennes ; cette innovation fut des plus heureuses, et l'association de ce calmant aux préparations mercurielles, soit internes, soit externes, contribua sans doute pour beaucoup aux succès qui furent alors obtenus, si l'on en doit juger par les bons effets qu'on produit en l'employant seul, comme le fait M. Cullerier neveu ; il le prescrit fréquemment sous formes de bain, de lotion, d'injection ; il en fait appliquer avec de la charpie sur les surfaces ulcérées, il en administre à l'intérieur aux malades que les douleurs privent de repos, et l'on n'a qu'à se féliciter d'une médication qui est exempte d'accidens, et qui amène promptement la disparition des symptômes dits siphylitiques, tant primitifs que consécutifs. Qu'on ne croie pas cependant que M. Cullerier fasse de l'opium un spécifique, il n'en reconnaît pas ; mais en observant l'influence des diverses médications sur les maladies appelées vénériennes, il a vu que, dans certaines circonstances, il en accélérait la terminaison favorable.

C'est d'après la même manière de juger et d'apprécier les faits, qu'il se dirige dans l'emploi des préparations mercurielles ; car, s'il pense que leur administration empirique et banale soit nuisible dans un grand nombre de cas, et au moins inutile dans beaucoup d'autres, s'il n'y voit pas un spécifique neutralisant d'une manière infaillible le virus vénérien, il les considère comme des stimulans puissans, et dont on peut tirer un grand parti, et regarde l'action spéciale du mercure sur la bouche, par quelque voie qu'il soit entré dans l'économie, comme un fait de plus en faveur des spécifiques d'organes, les seuls que la saine physiologie puisse avouer. L'expérience lui a démontré l'efficacité des onctions mercurielles dans le traitement du symptôme connu sous le nom de pustules muqueuses ; quand elles ne sont pas à l'état très-aigu. Aucune autre médication ne paraît en produire la résolution d'une manière aussi directe ni aussi rapide ; elles ne sont pas moins efficaces quand les pustules muqueuses sont ulcérées. Cependant ces mêmes applications mercurielles réussissent mal contre les bubons et contre les ulcères vénériens enflammés, et les aggravent presque constamment.

M. Cullerier emploie peu le traitement mercuriel, mais lorsqu'il juge convenable de le mettre en usage il préfère, tant d'après les dispositions individuelles que d'après la forme de maladie qu'il veut combattre, la liqueur de Van-Swieten, les pilules de savon et d'onguent napolitain ou les frictions. La liqueur est mal supportée par un grand nombre de malades, elle détermine souvent des douleurs d'estomac et des vomissemens, plus souvent encore des désordres de digestion et des souffrances sourdes et habituelles dans la région épigastrique ; aussi M. Cullerier y avait-il déja renoncé au moins comme moyen général. Nous avons eu occasion de constater ces phénomènes dans les salles des femmes et surtout dans celles de la police. La salivation survient pendant son usage beaucoup moins fréquemment que pendant celui des pilules et des frictions. Les pilules semblent la préparation mercurielle la plus susceptible de produire cet accident ; il est des malades chez lesquels la bouche s'enflamme dès le troisième ou le quatrième jour de leur administration, mais elles ne produisent aucune lésion appréciable du canal digestif ; il en est de même des frictions mercurielles. Ce dernier moyen est assez infidèle surtout dans un hôpital où il est difficile d'abord de réunir toutes les conditions qui favorisent l'absorption du médicament, et ensuite d'apprécier quel en est le degré. Ce dernier motif fait qu'on ne peut guères compter sur les bains de sublimé, qui agissent faiblement quand la peau est peu active, et qui peuvent avoir de grands inconvéniens si l'absorption se fait avec énergie. Nous n'avons pas eu l'occasion de voir employer les fumigations mercurielles ni d'entendre M. Cullerier exprimer d'opinion à leur sujet.

Quant à la durée du traitement mercuriel, quelle que soit d'ailleurs la méthode dont on ait fait choix, M. Cullerier pense que l'empirisme a plus que le raisonnement et l'observation servi de guide aux médecins. En effet le traitement par le sublimé est fixé de dix-huit à vingt quatre grains, celui par les pilules à deux cents, et par les frictions de quatre à six onces d'onguent mercuriel, sans qu'on en ait donné de raison plausible. La disparition des symptômes n'est pas une garantie suffisante de la guérison de la maladie (1), et quelques auteurs veulent que le traitement soit continué après la guérison des symptômes locaux pendant un laps de temps égal à celui qui a été nécessaire pour obtenir ce résultat. Cette méthode, qui a une apparence rationnelle, ne l'est pourtant pas au fond plus que celle qui est basée sur la quantité de médicamens consommée par les malades.

Pendant long-temps la salivation mercurielle a été considérée comme une crise salutaire, et on la provoquait volontairement. M. Dubois a encore cette opinion dans les maladies vénériennes opiniâtres. M. Cullerier au contraire regarde la salivation comme un accident grave qu'on doit prévenir autant que possible, et combattre quand il a paru. Les moyens qu'il emploie pour arriver à

____

(1) La doctrine des maladies vénériennes, qui ne se pique pas de sévérité, admet que l'infection subsiste quelquefois, les symptômes locaux ayant disparu, et que dans d'autres cas des symptômes locaux peuvent persister, l'infection ayant cessé. Quelle base peut-on faire sur de semblables inconséquences ?

ce but, sont la saignée générale, les sangsues sous les angles de la mâchoire, les gargarismes émolliens, les cataplasmes, et les dérivatifs portés sur le tube intestinal, quand il est sain. Cependant, malgré ce traitement, on voit quelquefois la salivation persister avec une opiniâtreté désespérante. La disposition de certains malades à l'inflammation de la bouche est telle, qu'on la voit survenir après une quantité infiniment petite de mercure, tandis que d'autres peuvent en obtenir impunément des doses très-considérables. On a remarqué seulement que les pilules d'onguent mercuriel produisaient ce résultat plus souvent qu'aucune autre préparation mercurielle.

Au nombre des inconvéniens du traitement mercuriel, inconvéniens qu'on a peut-être exagérés, puisqu'on voit parmi les filles publiques des sujets qui jouissent d'une bonne santé après avoir fait dix, douze et jusqu'à vingt-trois traitemens par le mercure, il en est un qui doit être signalé, c'est le développement successif de symptômes considerés long temps comme vénériens, et qui paraissent bien dépendre du remède, puisqu'on les voit très-fréquemment se dissiper dès qu'on en cesse l'usage. Plusieurs faits qui se sont passés sous nos yeux, ou qui nous ont été rapportés par M. Cullerier mettent cela hors de doute, et doivent faire penser qu'il est au moins des cas où l'on doit s'abstenir du mercure. Il y a des exemples nombreux des mauvais effets de cette substance administrée comme médicament pour diverses maladies, ou seulement maniée dans quelques professions industrielles. Fréquemment alors ont paru des symptômes analogues à ceux qui se développent dans le cours des maladies vénériennes. Tels sont même les résultats-fâcheux du mercure, qu'à une époque où l'on n'en reconnaissait pas toujours l'origine, on avait observé que chez les malades qui en avaient pris, sans guérir, une très-grande quantité, il fallait en abandonner l'usage et recourir à d'autres moyens parmi lesquels les sudorifiques ont joui d'une grande célébrité. Il est permis de croire que, souvent la véritable cause des succès obtenus pendant leur emploi, a été la suspension d'un reméde qui aggravait les symptômes existans et qui en suscitait lui-même de nouveaux, ainsi que le régime sévère auquel étaient alors astreints les malades. En effet, en général, les traitemens mercuriels, s'administrant dans le secret sans qu'on en surveille la direction, qu'on en prévienne les accidens, et même sans qu'il y ait aucun changement dans les habitudes des malades, ont de graves inconvéniens : c'est ce qui a fait la fortune des sudorifiques et de diverses préparations plus ou moins célèbres, parmi lesquelles on remarque la tisane de Feltz. Ce remède, dont la composition est assez bizarre, produit d'ordinaire des résultats très avantageux, et souvent assez rapides pour qu'on en soit étonné. M. Cullerier les attribue avec beaucoup de raison aux cironstances que nous venons d'indiquer, il pense qu'il est facile de s'en rendre raison en examinant l'ensemble du traitement par la tisane de Feltz. On y voit en effet une telle série de soins et de pratiques, qu'il n'est pas possible de le suivre sans renoncer à toute occupation, et observer par conséquent le repos : un régime alimentaire composé de pain, d'un peu de viande bouillie sans sel ni aucun autre assaisonnement, de la soupe et quelques pruneaux; le tout en assez petite quantité pour que les malades en éprouvent quelque chose d'analogue à ce qui a lieu dans le *cura famis*; joignez à tout cela de l'eau pour boisson; une sévère distribution des heures pour l'administration des alimens et du médicament, et alors les effets de celui-ci cesseront d'être surprenans; et peut être même pourrait-on croire, sans trop de scepticisme, qu'une autre tisane, avec les mêmes accessoires pourrait avoir les mêmes avantages; d'où résulterait en bonne logique que ces accessoires forment le principal. En effet tout ce dont se compose le traitement se réduit aux principes suivans : Mettre le corps et l'esprit dans le repos, activer les exhalations et les secrétions tant par les boissons qu'on administre, que par un regime peu substantiel, et introduire dans l'économie de nouveaux matériaux absolument dépourvus de propriétés excitantes.

C'est ainsi que M. Cullérier en analysant les faits sait les apprécier judicieusement, et les dépouiller aux yeux des élèves de ce vernis de merveilleux dont sont couverts les spécifiques, pour leur donner des explications simples et qui rentrent dans le domaine de la physiologie et de la pathologie. En parlant de la tisane de Feltz, ce médecin fait observer qu'elle est composée de telle sorte qu'il est difficile pour ne pas dire impossible de déterminer le mode et le degré d'action de ses principes constituans. En effet, est ce au sulfure d'antimoine qu'elle doit ses propriétés ? mais le sulfure d'antimoine est insoluble. Est-ce à l'arsenic que ce sulfure contient plus abondamment ? mais il faudrait préciser qu'on emploie le sulfure qui en est pourvu. Est-ce à la gélatine ou à la salsepareille ? on est obligé de convenir qu'on ne le sait pas, et le plus sage est de considérer le régime comme principal agent des guérisons qu'opère ce traitement. Dans les sciences, quand une explication simple et raisonnable se présente, il est d'un mauvais esprit d'en aller chercher une basée sur des propriétés occultes.

On sait que chez les malades ayant eu des inflammations contagieuses des parties génitales, il se manifeste après un intervalle de santé qui peut être extrêmement long, si l'on en croit les auteurs, des symptômes consécutifs plus ou moins graves qu'on a coutume d'attribuer au virus vénérien. Ces affections s'observent chez ceux qui ont été traités sans mercure, mais elles ont lieu également après les traitemens mercuriels les plus complets. Nous avons observé des faits de l'un et de l'autre genre ; M. Cullerier en possède un grand nombre : mais il y a trop peu de temps qu'on emploie le traitement non mercuriel pour qu'on puisse décider la question. Il est bon de remarquer que le traitement mercuriel ne met pas cependant à l'abri des récidives ; et que tout individu ayant eu la syphilis peut, quelque traitement qu'il ait subi, conserver l'inquiétude de voir paraître des symptômes d'infection constitutionnelle. Or, s'il venait à être établi, par un nombre suffisant d'observations , que les récidives se trouvent en proportion égale dans un délai donné, chez les malades traités par la méthode rationnelle , et chez ceux qui ont pris du mercure , on devrait renoncer à employer ce remède au moins aussi généralement qu'on le fait à présent. M. Cullerier a d'ailleurs observé que les symptômes consécutifs se montraient principalement chez ceux qui avaient eu des symptômes primitifs opiniâtres, et qui avaient été obligés de faire plusieurs traitemens mercuriels, et que de plus les mercuriaux réussissaient assez mal en général contre ces affections secondaires , et qu'elles guérissaient mieux par d'autres moyens. Nous avons vu guérir parfaitement des affections consécutives sous l'influence du traitement rationnel dont nous avons parlé plus haut. Ajoutons que des affections considérées généralement comme dépendantes de l'infection vénérienne antérieure , telles sont des ulcérations de la gorge, des caries des pustules cutanées , peuvent se montrer chez des sujets chez qui l'examen le plus attentif des parties , et l'interrogatoire le plus scrupuleux n'a pu faire découvrir aucune trace physique ni morale d'affection primitive. Plusieurs observations que nous avons recueillies sont dans ce cas.

Après avoir exposé d'une manière succincte les opinions de M. Cullerier, sur l'ensemble des phénomènes morbides désignés généralement sous le nom de maladie vénérienne, nous allons entrer dans quelques détails sur les symptômes syphilitiques considérés en particulier, et sur les diverses modifications qu'ils peuvent réclamer dans leur traitement. La blennorrhagie, un des symptômes qu'on observe le plus fréquemment à l'hôpital, soit isolément, soit réuni aux chancres, aux bubons et aux végétations, a été un sujet de discussion. Quelques auteurs prétendent que la phlegmasie uréthrale, suite d'un coït suspect, n'est pas syphilitique et ne donne pas lieu aux affections consécutives qu'on observe après les chancres, par exemple. M. Cullerier est porté à partager cette opinion; il traite la blennorrhagie comme une inflammation aiguë; il fait appliquer des sangsues au périnée, et même le long de la verge : cette médication, employée énergiquement au début, fait quelquefois avorter la maladie, ou tout au moins en abrège la durée. Elle est secondée par les bains généraux et locaux, le repos et le régime. Quand, les symptômes inflammatoires ayant cessé, l'écoulement persiste, il ne fait pas difficulté de prescrire le baume de Copahu pour le terminer. La potion dite de Chopart est la préparation qu'il préfère d'ordinaire, et qui réussit assez bien quand l'estomac peut la supporter; il la fait aussi quelquefois donner en lavement, mais cette méthode lui est moins familière. Dans ces derniers temps on a essayé l'huile volatile de Copahu proposée par M. Dublanc jeune; les résultats de ces expériences, que M. Dublanc doit publier, ont été favorables. On réussit également avec le poivre cubèbe; mais M. Cullerier n'emploie pas ces moyens dans l'état aigu, comme le pratiquent quelques médecins. Il sait d'ailleurs, par des expériences multipliées, que les écoulemens chro-

niques sont sujets à reparaître, et que chez les femmes
surtout ils sont presque interminables. Les injections
sont peu usitées chez les hommes ; chez les femmes au
contraire on s'en sert dans l'intention d'arrêter les écoulemens chroniques. Parmi les divers moyens qu'on a es-
sayés, le chlorure de soude étendu de dix fois son volume
d'eau, a paru le plus avantageux : on a été beaucoup
moins satisfait de l'eau de goudron et du pyrothonide
dont on avait fait de trop pompeux éloges.

L'inflammation du testicule, assez commune dans la
blennorrhagie, n'est pas considérée par M. Cullerier
comme une preuve de la nature vénérienne de la maladie ; c'est seulement l'indice de la propagation de la
phlegmasie jusqu'à l'entrée du canal déférent : cette doctrine, peu physiologique, avait cependant été soutenue
par des hommes d'un talent distingué, et dont le nom
fait encore autorité dans tout ce qui a rapport à la maladie vénérienne. Une observation assez intéressante d'ailleurs, c'est qu'en général on observe l'orchite bien plus
fréquemment dans les blennorrhagies légères que dans
celles qui s'accompagnent des symptômes inflammatoires
les plus aigus. Quelles que soient d'ailleurs les circonstances qui ont présidé à son développement, M. Cullerier
n'en suit pas moins un traitement assez uniforme. Il
blâme l'emploi des répercussifs et l'irritation mécanique
de l'urèthre conseillée autrefois, et pense que cette méthode, que son prédécesseur considérait également
comme incertaine et douloureuse, ne peut réussir qu'à une
époque extrêmement voisine du début de l'inflammation,
époque qu'il est impossible de fixer et qu'il faudrait
cependant saisir, sous peine d'aggraver beaucoup les
symptômes de la maladie. C'est par un traitement franchement antiphlogistique qu'on est le plus sûr de réussir.
Une ou deux fortes saignées pratiquées au début, l'appli-

cation d'un bon nombre de sangsues , les bains de siège
et les cataplasmes , opèrent ordinairement une prompte
résolution. Quand on n'arrive pas à ce but , et qu'il reste
du gonflement et de la dureté , la douleur ayant disparu ,
on accélère la terminaison en frictionnant la tumeur avec
la pommade d'hydriodate de potasse ou de proto-iodure
de mercure. Les expériences comparatives manquent
encore pour décider laquelle de ces deux pommades se
montre plus résolutive , car elles paraissent l'être toutes
deux ; mais la seconde a un inconvénient que n'a pas la
première , c'est celui d'agir sur la bouche. L'application
des emplâtres appelés fondans ne parait pas avoir une
action bien remarquable.

D'après M. Cullerier , l'ulcère primitif connu sous le
nom inexact de chancre , est de tous les symptômes groupés sous le titre de maladie vénérienne , celui qui doit
être considéré comme le plus caractéristique , il est dans
le plus grand nombre des cas le résultat de l'inoculation ;
on pourrait peut-être dire dans tous les cas , puisque la
science ne possède pas encore de fait bien constaté d'ulcère vénérien développé spontanément chez un sujet
sain ; et que , malgré tout ce qu'on a pu dire , on n'a
jamais pu prouver que les excès de coït entre deux individus bien portans , aient développé chez l'un des deux
ou chez tous les deux des inflammations contagieuses des
parties génitales. On le voit succéder à une petite tumeur
rouge surmontée d'une vésicule acuminée , remplie d'une
sérosité transparente d'abord , qui passe à l'état de pus
quand la démangeaison assez vive qu'elle excite ne
détermine pas la rupture de la membranule qui le contient. Aussi est-il fort rare de voir cette vésicule , et il est
un grand nombre de médecins qui n'en soupçonnent pas
l'existence (1). Il est cependant des cas où elle ne peut pas

---

(1) Un médecin recommandable prétend avoir cherché la pus-

exister, c'est quand pendant le coït il se fait une déchirure par laquelle s'opère l'absorption immédiate de la matière contagieuse. Il paraît que cette inoculation a généralement lieu par les follicules sébacés, car les chancres sont plus communs aux endroits où ces follicules se trouvent en plus grand nombre. Leur forme arrondie, forme qu'ils conservent jusqu'à ce qu'une circonstance ordinairement appréciable vienne le changer, forme que d'ailleurs on retrouve dans les ulcères intestinaux, semble prouver en faveur de cette opinion. Une fois établis, les ulcères vénériens, quoi qu'on ait pu dire, n'ont pas d'aspect qui leur soit particulier, et l'on pourrait montrer au praticien le plus exercé des ulcères bien certainement vénériens, des ulcères mercuriels et des ulcères produits artificiellement par un caustique, et le défier de les reconnaître à la simple vue (1). D'ailleurs, l'aspect des ulcères primitifs est modifié d'une manière très-remarquable par la structure des parties sur lesquelles ils siègent, par le mode de pansement, et par l'état des organes digestifs et autres circonstances. A moins qu'ils ne soient irrités par la fatigue, l'application de substances âcres ou l'ingestion d'alimens stimulans, ils sont *fort peu douloureux*. Les auteurs ont cependant signalé la douleur comme un des caractères des chancres vénériens. Leur marche est ordinairement peu rapide, et leur durée moyenne de

---

tule initiale du chancre, et l'avoir cherché vainement. Il croit qu'on s'est trompé en prenant pour elle les vésicules de *l'eczema preputialis*. Nous l'inviterons à examiner de nouveau.

(1) Les auteurs qui ont écrit sur la syphilis ont à ce sujet une singulière façon de raisonner. Lorsqu'une lésion offre des caractères équivoques, disent-ils, la co-existence d'autres symptômes plus décidément vénériens, et la preuve du traitement mercuriel, assurent le diagnostic. Avec ce principe une pneumonie sera vénérienne chez un homme qui aura des chancres et des bubons.

vingt à vingt-cinq jours. Ils guérissent très-bien spontanément ou au moyen d'applications topiques relâchantes,
astringentes ou caustiques. Les applications mercurielles
nuisent pendant la période inflammatoire; elles sont quelquefois utiles quand elle a cessé. Enfin, ces ulcères laissent une cicatrice qui reste assez long-temps dure et inégale, et qui finit par s'effacer, à moins qu'il n'y ait eu
une perte de substance considérable. On voit, d'après
cet exposé des observations de M. Cullerier, combien on
a peu fait d'attention aux symptômes d'une maladie très-
commune, et combien les écrivains qui ont traité ce sujet
se sont laissés guider aveuglément par leurs devanciers
plutôt que d'examiner par eux-mêmes. Dans les salles de
ce praticien, les chancres comme les autres symptômes
sont traités rationnellement. On applique des sangsues
aux environs de ceux qui sont très-enflammés ; on s'est
assez bien trouvé d'en appliquer sur les chancres eux-
mêmes; un dégorgement rapide et salutaire succède
presque toujours à cette petite opération que M. Cullerier
ne fait pratiquer qu'un petit nombre de fois, et pour
laquelle il ne paraît pas avoir de propension. Les soins ulté-
rieurs consistent dans l'apposition sur les surfaces malades de charpie imbibée d'une décoction émolliente et
narcotique, ou même de charpie sèche quand la cicatrisation commence à s'opérer. Les corps gras sont généralement bannis de ces pansemens, M. Cullerier les considère comme plus nuisibles qu'avantageux. Quand il se
présente des chancres peu inflammatoires dès leur début,
ou qui, après avoir été fort enflammés ont cessé de l'être,
M. Cullerier emploie avec beaucoup d'avantage des cautérisations superficielles et réitérées au moyen du nitrate
d'argent ; il n'a jamais observé d'accidens à la suite de
cette pratique à laquelle plusieurs médecins reprochent
d'en produire. Il y a lieu de penser que la différence des

résultats dépend de ce qu'ils ont cautérisé les chancres pendant l'état aigu de l'inflammation. Faisons remarquer ici que ces cautérisations faites dans le but d'accélérer la guérison des chancres, n'ont rien de commun avec la méthode ectrotique proposée par nous pour en prévenir le développement.

Les végétations sont un phénomène à-peu-près exclusif à la maladie vénérienne; elles se présentent, tantôt comme symptôme unique, tantôt comme symptôme concomitant ou consécutif à d'autres altérations. Elles se développent quelquefois avec une rapidité et une exubérance vraiment singulières, ainsi que nous en avons vu des exemples. Nous avons observé qu'elles sont beaucoup plus communes chez les femmes, sans que nous puissions donner aucune explication satisfaisante de ce fait. M. Cullerier pense qu'il est assez difficile d'en expliquer l'origine, mais il a observé plusieurs cas où elles semblaient dépendre de l'irritation des parties, car on les voit naître sur la cicatrice des chancres, et augmenter beaucoup pendant le cours des frictions mercurielles. Elles semblent quelquefois devenir plus opiniâtres et repulluler plus vite sous l'influence d'un traitement local excitant. Un jeune homme reçu dans les salles de M. Cullerier nous a présenté un cas de ce genre. Il avait à la verge des végétations qui avaient été un grand nombre de fois attaquées par l'excision, les astringens et les caustiques : une médication purement adoucissante les fit disparaître. Il faut d'ailleurs être circonspect dans le diagnostic des végétations; M. Cullerier dit avoir vu des femmes chez lesquelles on avait pris pour des végétations et excisé comme telles les caroncules myrtiformes et les replis inférieurs du vagin; et un homme sur lequel un médecin peu expérimenté s'obstinait à couper les papilles saillantes de la base de la langue. Nous remarquerons en passant que l'erreur est d'autant plus facile, que la disposition, le nombre et le volume des replis de la membrane muqueuse de la vulve et du vagin, ne présentent rien de constant. Le traitement des végétations est semblable à celui des autres symptômes. Quand elles sont peu considérables, les soins de propreté, quelques saignées locales faites à l'entour, des applications émollientes et faiblement astringentes d'abord, puis plus énergiques, et même la cautérisation, suffisent pour les faire disparaître. Celles qui sont isolées et pédiculées peuvent être attaquées par la ligature. L'excision est la seule méthode à employer pour celles qui sont volumineuses, dures, et qui sont le siège d'une suppuration abondante et fétide; en agir autrement serait prolonger le traitement d'une manière indéfinie. On pratique cette opération avec des ciseaux courbes, avec lesquels on a soin d'emporter non-seulement la végétation, mais encore la portion de tégument qui lui donne naissance, faute de quoi on la voit repulluler. Dans les cas de végétations très-étendues et très-volumineuses, on est obligé de raser avec un bistouri la partie d'où elles s'élevaient; les plaies qui résultent de cette opération guérissent rapidement, ainsi que la plupart de celles qui ont lieu chez les vénériens.

Les phlegmasies des ganglions inguinaux, connues sous le nom de bubons, sont un des symptômes les plus communs surtout chez les hommes, chez lesquels ils présentent généralement plus de gravité que chez les femmes; ce qui s'explique facilement par la vie plus active, les occupations plus fatigantes et le régime habituellement plus stimulant des premiers. Quoi qu'il en soit, une remarque faite depuis long-temps par M. Cullerier, c'est que les bubons qui surviennent consécutivement aux chancres ne sont pas en raison directe de l'intensité de l'inflammation dont ceux-ci sont le siège, on voit au contraire des malades, dont les parties génitales sont couvertes de chancres éminemment inflammatoires, être exempts de bubons, tandis que d'autres ayant un seul chancre peu douloureux voit ses glandes inguinales s'engorger d'une manière très-intense. Ce fait est, pour nous, mis hors de doute par un nombre d'observations assez considérable déjà; nous avons vu, entre autres, deux hommes atteints de chancres nombreux au pénis, et tels qu'ils semblaient devoir perdre cet organe; le premier guérit très-bien par un traitement rationnel et sans qu'il survînt des bubons; le second en vit se manifester lorsque l'état de sa verge commençait à s'améliorer beaucoup. Il y a des bubons qui ne sont pas liés à la présence des symptômes vénériens primitifs, ce sont eux que l'on nomme bubons d'emblée. Le professeur Dubois en nie l'existence, et prétend qu'ils sont toujours précédés de quelque petit chancre ou excoriation qui ont échappé aux observateurs et aux malades, qui souvent négligens ou peu sensibles à la douleur ont porté sans s'en apercevoir des lésions assez graves. M. Cullerier croit qu'il peut y avoir des bubons d'emblée, mais il pense qu'on a souvent considéré comme tels des tumeurs ganglionnaires indépendantes de toute infection syphilitique. Aussi lui semble-t-il singulier qu'un bubon inguinal, qui n'a été précédé d'aucun symptôme syphilitique, fasse naître l'idée d'une infection vénérienne, tandis qu'on n'a jamais attribué cette origine à l'inflammation spontanée des ganglions axillaires. Il serait curieux de rechercher si, dans les cas où ces bubons douteux ont été suivis de symptômes consécutifs plus ou moins graves, ces symptômes n'ont pas dépendu de la méthode thérapeutique employée. Les anciennes observations, surtout celles relatives aux maladies vénériennes, ont besoin d'être examinées d'une manière bien sévère.

Les bubons qui se présentent avec des symptômes inflammatoires sont ordinairement attaquées par la saignée, soit générale, soit locale. Cette dernière est fort utile; vingt-cinq à trente sangsues, placées autour d'un bubon très-volumineux, l'ont souvent fait avorter; les cataplasmes émolliens suffisent alors pour achever la résolution, qui s'obtient à-peu-près dans le tiers des cas. Quand la suppuration se manifeste, M. Cullerier ouvre au plutôt le foyer purulent, et tâche, par les sangsues et les résolutifs, de faire fondre doucement les ganglions engorgés. Bien différent des auteurs anciens et du professeur Dubois, qui, considérant la suppuration comme une crise salutaire, cherchaient à la provoquer, et attendaient, pour inciser le foyer, qu'il fût étendu et qu'il y eût fonte suppuratoire de tous les ganglions enflammés. Quelquefois la douleur, la rougeur et les autres signes d'inflammation aiguë cessent, mais la tumeur et la dureté subsistent. C'est dans ces conditions que M. Cullerier emploie les frictions avec la pommade d'hydriodate de potasse ou de proti-dure de mercure. L'action de ces deux pommades s'est montrée assez satisfaisante, mais peu rapide.

On observe fréquemment chez les hommes du peuple qui remplissent les salles des Vénériens, et qui ne s'y présentent, dans la plupart des cas, que quand leur maladie, aggravée par les travaux fatigans et les écarts de régime les plus déraisonnables les ont réduits à l'état le plus fâcheux, un accident qui prolonge leur séjour, entrave leur guérison, et rend nécessaire une opération douloureuse. Cet accident consiste dans le décollement de la peau après l'ouverture spontanée ou artificielle des bubons. On n'en vient cependant à la rescision des bords calleux de l'ouverture du bubon qu'après avoir employé les autres moyens, tels que les contre-ouvertures, les sétons passés dans les trajets fistuleux, la compression, et en avoir reconnu l'inefficacité. On la pratique avec des ciseaux courbes sur leur plat, avec lesquels on enlève toutes les parties gonflées et douloureuses, en ayant soin, autant que possible, de détruire la forme irrégulière qu'affectent ces ulcères, et l'on conduit à guérison les plaies subséquentes au moyen d'un traitement simple, et ordinairement d'assez courte durée. M. Cullerier d'ailleurs y a rarement recours.

Il suffit de lire sans prévention, et d'une manière attentive les auteurs qui ont traité des affections vénériennes, pour se convaincre que pour la plupart ils ont reçu de confiance une doctrine toute faite, et qu'ils ne se sont pas même occupés à donner des descriptions exactes des phénomènes qui se sont présentés à eux. C'est une réflexion que suggère surtout la lecture de ce qui a rapport aux affections cutanées communément attribuées à la maladie vénérienne. D'abord, de l'inexactitude et de l'arbitraire de la nomenclature naît inévitablement une obscurité qu'il n'est pas toujours facile de percer, et qui se trouve même encore dans les ouvrages les plus récens. Les mots de boutons, pustules, vésicules, éruptions, etc., employés les uns pour les autres, des affections complexes décrites comme des maladies simples, des états successifs d'une même maladie figurant dans des cadres distincts, jettent dans ce sujet une grande confusion. Elle se trouve encore augmentée par l'introduction dans le domaine de la syphilis d'une foule d'affections qui lui sont étrangères, et dont on croyait que ce *protée* pouvait revêtir les formes. Tel est en effet, à cet égard, la prévention, que toute éruption cutanée qui se présente chez un vénérien, est regardée comme une dépendance directe, tandis que très-souvent c'est une simple coïncidence (1). M. Cullerier a été

____

(1) Ajoutons que bien souvent les indices les plus futiles suffisent pour déclarer syphilitique tel ou tel symptôme. Le 15 octobre, à la visite d'un chirurgien d'hôpital, fut présenté un

frappé depuis long-temps de ce vice, et il avait dès-lors senti le besoin d'une réforme dans le langage médical usité à l'Hôpital des Vénériens, où sous le nom de pustules étaient confondues presque toutes les maladies de la peau communement attribuées à la syphilis, ainsi qu'on peut s'en convaincre en lisant l'article *Pustule* du Dictionnaire des Sciences Médicales, et celui du Dictionnaire en dix-huit volumes. De toutes ces affections, la plus commune, sans contredit, est celle qu'on connaît sous le nom de pustule muqueuse, et qui ne le mérite pas puisqu'il n'y a pas formation de pus, si ce n'est accidentellement lorsqu'au centre de la plaque muqueuse se développe une pustule plus ou moins volumineuse, ainsi que l'a parfaitement observé le docteur Rayer. Les plaques muqueuses se montrent tantôt primitivement, tantôt comme symptôme consécutif; elles se développent sur la peau et sur les membranes muqueuses, et sont incomparablement plus fréquentes chez les femmes que chez les hommes. On observe une assez grande différence dans leur aspect suivant le siège qu'elles occupent; en effet, à la peau elles offrent des élevures solides, applaties, ordinairement indolentes, accompagnées d'une démangeaison supportable. Il se fait à leur surface une desquammation qui se renouvelle plus ou moins long-temps, et quelquefois une pustule développée à leur sommet y détermine une ulcération qui se recouvre d'une croûte. Aux membranes muqueuses au contraire, on voit une tuméfaction peu considérable avec soulèvement de l'épithélium, par une matière blanche et pultacée. Lorsqu'avec la pointe d'une lancette on vient à l'enlever, on trouve au-dessous la membrane muqueuse rouge, grenue,

---

nouveau-né ayant à la joue trois à quatre pustules présentant les caractères de *l'impetigo figurata*. C'est probablement syphilitique, dit-il. Sur ce qu'on lui fit remarquer que ces pustules n'avaient pas la forme syphilitique, il répondit qu'elles en avaient *la couleur*.

mais sans ulcération. Plus tard cette couche couenneuse se détache et laisse un ulcère superficiel. La forme de ces plaques offre beaucoup d'analogie avec celle du muguet. M. Cullerier croit que la matière blanche qu'elles sécrètent n'est pas contagieuse; nous le pensons aussi; et nous avons vu plusieurs fois des malades porter leurs mains de leurs parties génitales à leur bouche sans rien faire naître à cette région. Le traitement de cette affection n'a rien de spécial; les applications adoucissantes y réussissent bien quand elle est accompagnée de symptômes inflammatoires. Nous avons vu quelques cas où les onctions mercurielles ont été suivies d'une disparition rapide de ce symptôme. Dans d'autres circonstances où elles occupaient la face interne de la bouche, un gargarisme alumineux nous a paru produire de bons effets. M. Cullerier emploie depuis quelque temps avec beaucoup de succès la cautérisation avec la solution de nitrate d'argent.

Les pustules vénériennes se montrent sous la forme d'une tumeur saillante, dure, d'un rouge violacé, surmontée d'une vésicule acuminée renfermant un liquide roussâtre qui bientôt prend l'aspect du pus. A la rupture de la vésicule succède une ulcération superficielle arrondie qui se recouvre d'une croûte adhérente, d'un jaune brunâtre; ce sont celles-là qui ont reçu le nom de pustules croûteuses. Enfin, sous le nom de pustules lenticulaires, étaient signalées à l'hôpital des élevures papuleuses suivies de desquammation, et quelquefois de petites ulcérations, et laissant après elles de petites cicatrices déprimées et cuivreuses. Nous ne parlerons pas des pustules galeuses, et autres qui sont tout simplement des complications, et non pas des élémens de la syphilis.

On appelle exanthème ou roséole syphilitique, des taches rosées, sans saillie, développées sur toute la surface de la peau, tour à tour plus pâles et plus foncées en cou-

leur, et sans aucune espèce de douleur et de démangeaison, comme aussi sans mouvement fébrile. Ces circonstances jointes à sa longue durée qui peut aller jusqu'à
deux et trois mois, le distinguent de la simple roséole.
M. Cullerier croit que cette affection n'est pas caractéristique de la syphilis, et qu'elle peut être produite par
l'usage des sudorifiques. Elle n'exige pas de traitement
spécial, et s'efface à la longue sans qu'on voie aucune
médication en abréger sensiblement la durée. Les tubercules syphilitiques se montrent chez les malades atteints
d'affections anciennes, et souvent exaspérées par des traitemens mercuriels, généraux et locaux, multipliés et mal
dirigés. On les voit rarement se résoudre; il est plus ordinaire de voir les ulcères qui leur succèdent prendre un
meilleur aspect, et se cicatriser sous l'influence de la
tisanne de Feltz; presque toujours les mercuriaux les aggravent.

La couleur violacée des auréoles qui entourent les pustules syphilitiques ou réputées telles, et la teinte cuivreuse des taches qui leur succèdent ou qui se développent
spontanément, sont loin d'être aussi caractéristiques que
le prétendent les auteurs, et c'est, d'après M. Cullerier,
une grande légèreté que de se décider d'après un indice
aussi vague à entreprendre un traitement mercuriel. Cette
coloration de la peau peut se produire accidentellement
sous l'influence de causes appréciables, ainsi que nous en
avons un exemple sous les yeux. Au mois de janvier de
cette année nous eûmes l'occasion de faire appliquer chez
un malade quatre larges sinapismes tant aux cuisses
qu'aux jambes. Laissés en place pendant plusieurs heures, ces topiques produisirent une violente rougeur avec
gonflement de la peau, quelques phlyctènes même se
formèrent de place en place. La douleur fut vive et durait
encore plus de trois semaines après, avec la rougeur et la

tuméfaction. Peu-à-peu à la teinte rouge succéda une couleur jaune cuivreuse uniforme d'abord ; mais la résolution continuant à s'opérer, la peau se présente maintenant tachetée de la couleur que nous venons d'indiquer, couleur telle, que si l'on n'avait suivi le développement de ces taches, on serait fort embarrassé d'en spécifier la nature. La couleur des taches n'est donc pas, plus que la forme des ulcères, un signe certain d'affection syphilitique, puisqu'elle se retrouve dans des maladies qui lui sont tout à fait étrangères, et l'efficacité même des préparations mercurielles ne doit plus être considérée comme *la pierre de touche* propre à révéler l'existence du *protée*, s'il est démontré que des maladies vraiment vénériennes guérissent sans mercure, que ce remède échoue contre les syphilis les moins équivoques, et améliore des affections qu'il est impossible de rapporter à la vérole. Les exemples de ce genre sont très-nombreux, et nous aurons l'occasion d'en rapporter dans un autre travail. Ils feront voir sur quelles preuves se fondaient beaucoup de praticiens pour déclarer une affection syphilitique, et pour faire passer les malades par les remèdes, comme on le disait alors.

Si l'on se montrait peu réservé sur l'emploi du mercure dans les affections legères et douteuses, à plus forte raison les prodiguait-on contre les affections opiniâtres, telles que certaines dartres auxquelles on supposait une origine vénérienne. On en a d'autant plus abusé que, comme dans la plupart des cas il augmentait les accidens, la prévention s'abusant sur la nature du mal attribuait à l'insuffisance du remède ce qui était la preuve de sa trop grande activité, et croyait devoir insister sur son administration. C'est ce qui avait eu lieu chez deux malades que nous avons vus dans les salles de M. Cullerier. Le premier était affecté d'une dartre de l'espèce impetigo, qui occupait les fesses et le périnée, et s'accompagnait de vives démangeaisons. Soumis au traitement par la liqueur et le sirop sudorifique, loin de trouver de l'allégement, il avait vu au contraire son mal augmenté; M. Cullerier fait pratiquer une saignée, et applique des sangsues autour de la partie malade; il supprime d'abord la liqueur puis le sirop, il substitue un traitement émollient, et obtient bientôt une amélioration sensible que suivit quelque temps après la guérison. Chez l'autre, un zupia étendu et qu'avait aggravé le traitement mercuriel, guérit par un traitement adoucissant, interne et externe. Dira-t-on que ces affections n'étaient pas vénériennes parce qu'elles avaient résisté au mercure et guéri par d'autres moyens? Ou bien conviendra-t-on que des affections véritablement syphilitiques peuvent guérir complètement sous l'influence de médications qui n'ont rien de spécifique, et être aggravées par le remède sans lequel on ne saurait rien faire contre les maladies vénériennes, qui en est la pierre de touche, etc.? C'est à quoi devront répondre d'une manière satisfaisante les partisans de l'ancienne doctrine.

La même question leur pourrait être adressée relativement aux affections des os qui se présentent fréquemment chez les sujets ayant fait plusieurs traitemens mercuriels, et qui sont presque toujours exaspérées par l'usage du mercure, tandis qu'on voit les sudorifiques et notamment la tisanne de Feltz, être suivis des plus heureux résultats. Elle serait également à faire pour les ulcères du voile du palais et des parois du pharynx, dans lesquels on peut faire la même observation. L'occasion se présente souvent à l'hôpital des Vénériens, de vérifier cette assertion, que le traitement mercuriel, s'il peut être quelquefois employé avec avantage, ne doit pas être considéré comme spécifique, c'est-à-dire comme capable d'aller attaquer directement et neutraliser le virus, quelles que soient d'ailleurs les conditions organiques de l'individu.

Parmi les accidens que paraît produire le mercure, il en est un assez remarquable, c'est l'amaurose. M. Cullerier dit que ce phénomène qui est assez fréquent est attribué par les Anglais au virus vénérien. Pour lui, il le considère comme une conséquence de l'abus des mercuriaux ; il nous a montré une femme chez laquelle une amaurose était survenue pendant un traitement mercuriel. Après avoir résisté aux saignées, aux dérivatifs et aux révulsifs, on la vit céder à un traitement insignifiant, quand on eut cessé de lui administrer du mercure.

Tel est l'exposé succinct de la théorie et de la pratique de M. Cullerier, exposé auquel il nous eut été facile de donner beaucoup plus d'étendue, car on peut recueillir beaucoup en suivant ce praticien. Nous comptons le faire connaître mieux encore, quand nous publierons un grand travail que nous avons commencé de concert avec lui, et qui aura pour sujet de nombreuses observations sur les maladies vénériennes.

Situé à l'extrémité méridionale de Paris, sur un des points les plus élevés de son sol, placé dans des bâtimens vastes, convenablement distribués, entouré de vastes jardins qui permettent et favorisent l'accès et le renouvellement de l'air, l'hospice des Enfans-Trouvés présente des localités qui laissent peu de choses à désirer, relativement à un établissement de ce genre ; il n'est d'ailleurs pour les enfans en général qu'un lieu de passage ; on ne les y garde que depuis le moment où ils sont déposés, jusqu'à celui où l'on peut les confier à des nourrices qui ont chacune deux nourrissons qu'elles emportent à la campagne ; et, dans les cas de maladie, où l'on diffère leur départ. Ce retard leur est souvent funeste, car les enfans dans les infirmeries sont soumis à la nourriture artificielle qui leur convient d'autant moins qu'ils sont plus gravement affectés. Aussi est-ce à cette cause que doit être attribuée l'effrayante mortalité de ces petits êtres (1). Il est d'autant plus pénible de considérer ces inconvéniens que, dans l'état actuel des choses, il parait difficile d'y apporter un remède efficace.

L'hospice présente plusieurs divisions; une vaste salle, appelée *la Crèche*, renfermant quatre rangées de berceaux en fer garnis de rideaux blancs, reçoit les enfans à mesure qu'ils sont déposés; deux infirmeries, confiées l'une au médecin, l'autre au chirurgien, sont destinées aux enfans malades, une salle particulière occupée par les enfans atteints d'ophthalmie, appelée salle *Verte*, parce que les parois y sont peints de cette couleur et les croisées pourvues de rideaux semblables; enfin des salles supérieures consacrées aux nourrices, tant sédentaires (2) qu'expectantes. Outre les enfans nouveau-nés abandonnés, on reçoit temporairement dans l'hospice les enfans nourris par leurs mères, lorsque celles-ci, devenues malades, sont obligées d'entrer dans les hôpitaux. C'est encore l'hospice des Enfans Trouvés qui fournit les sujets pour les vaccinations régulières pratiquées par la commission de vaccine de l'académie royale de médecine.

- Le soin des enfans est confié aux sœurs de l'ordre du respectable Vincent de Paule dont la statue orne le vestibule; elles sont secondées par des domestiques assez nom-

---

(1) Sur 5,392 enfans reçus à l'hospice des Enfans-Trouvés en 1826, il en est mort dans l'établissement 1,404, ce qui fait 1 sur 3 8/10 ; et il faut remarquer que l'hospice n'est généralement pour eux qu'un lieu de passage.

(2) Les nourrices sédentaires sont en petit nombre ; elles ont pour fonctions d'allaiter les enfans déposés temporairement, ceux qui doivent être vaccinés, enfin ceux qui sortant convalescens des infirmeries sont encore trop faibles pour partir en nourrice.

breuses, qui manient les enfans avec beaucoup de dou-
ceur et de dextérité. On doit applaudir en général au zèle
des personnes chargées de cette partie très-importante
du service, seulement on doit remarquer que les infirmeries auraient besoin d'être un peu plus fréquemment ven-
tilées; l'odeur des excrétions d'un assez grand nombre
d'enfans réunis est quelquefois pénible à supporter. Quelques aspersions ou simplement des vases remplis d'eau
chlorurée placés dans les salles suffiraient pour faire dis-
paraitre cet inconvénient. Ajouterons-nous que les reli-
gieuses par une pudeur, louable dans son principe, mais
bien exagérée dans l'application, se prêtent difficilement à
démailloter les enfans pour les soumettre à l'examen du
médecin, déjà si peu pourvu de moyens d'asseoir son
diagnostic. M. Baron est cependant parvenu à obtenir,
par sa fermeté, ce que ses prédécesseurs avaient renoncé
à posséder, savoir que les enfans arrivant à l'infirmerie
soient mis à nu pour être convenablement explorés.

L'habillement des enfans se compose d'un bonnet, de
chemises courtes, de brassières, et d'un maillot dont l'usage
est indispensable dans un établissement de ce genre, mais
dont l'application méthodique efface à-peu-près les inconvéniens. Il est cependant quelques personnes auxquelles
il est difficile de faire entendre combien il importe que
les enfans soient exempts de toute compression. Les pièces
de maillot sont des couches de toile de bonne qualité, et
des langes d'étoffe de laine moelleuse, le tout fort propre.

Leur régime, quand ils sont à l'infirmerie ou que les
nourrices ne sont pas en nombre suffisant, est tel qu'on peut
le leur procurer : le lait, plus ou moins coupé et sucré,
qu'on leur donne à boire dans un gobelet (1), il se com

____

(1) Cette méthode nous paraît d'autant plus nuisible, qu'au
changement de nourriture se joint une modification très-notable

posé de fécules, de crêmes de pain au lait. La bouillie non plus que les alimens gras, n'y sont pas employés. Les médicamens sont d'un usage peu fréquent, on le conçoit ; le docteur Baron surtout ne s'en sert que fort peu. D'ailleurs l'établissement est pourvu d'un appareil pour les bains de vapeurs qu'on avait crus autrefois utiles contre l'endurcissement du tissu cellulaire.

L'hospice des Enfans-Trouvés est encore un de ceux que nous avons vu être peu fréquentés par les élèves ; c'est cependant le seul endroit où ils pourraient apprendre à reconnaître et à traiter les maladies des enfans nouveaunés, et ils trouveraient dans les leçons du docteur Baron, médecin en chef de cet établissement, de précieuses ressources pour arriver à une instruction solide. M. Baron, qui joint à une véritable instruction le plus honorable caractère, mérite un rang des plus distingués parmi les médecins des hôpitaux qui, comprenant bien l'importance et la dignité de leur mission, apportent dans l'exercice de leurs fonctions une exactitude consciencieuse et un zèle constant pour l'avancement de la science. Il commence son service tous les jours à sept heures et demie, et d'abord on lui présente les enfans qui de la crèche doivent passer à l'infirmerie, dont il fait ensuite la visite ; après quoi il examine les enfans qui doivent partir en nourrice et les nourrices qui se présentent dans l'établissement. Beaucoup de jeunes médecins ont appris dans les livres quels sont les caractères physiques auxquels on reconnaît une bonne nourrice, mais ce qu'ils acquerraient en voyant passer sous leurs yeux un grand nombre de femmes qui se destinent à allaiter des enfans, c'est l'habi-

dans le mode d'ingestion. On est cependant obligé de convenir qu'à moins de multiplier beaucoup les filles de service, il est presque impossible qu'il en soit autrement.

tude d'apprécier comparativement leurs diverses qualités.
Telle femme, en effet, qu'on récuserait d'après les idées
généralement reçues, fera une excellente nourrice, tandis
que telle autre, plus jeune, plus fraîche, en un mot d'une
plus belle apparence ne sera qu'une nourrice très-médiocre. Après ces diverses opérations, il passe à l'amphithéâtre d'anatomie où les ouvertures de corps, malheureusement très-nombreuses, sont faites de la manière la plus
scrupuleuse. Les résultats de ces divers travaux, recueillis
depuis long-temps et mis en œuvre par des médecins
éclairés, formeront la base de travaux scientifiques dont
le succès est d'avance assuré (1).

La médecine des petits enfans est peu avancée ; la rapidité de leurs maladies, la difficulté où l'on est souvent
d'en préciser le siége, expliquent assez l'état imparfait de
cette branche de l'art. On s'en est assez peu occupé généralement, et leur séméiotique, qui devrait être plus par-
faite que celle des adultes, chez lesquels la parole fournit
de précieux éclaircissemens, est au contraire restée jusque dans ces derniers temps dans une profonde obscurité.
M. Baron nous a cité plusieurs cas dans lesquels, appelé
près d'enfans affectés de pneumonie, il avait reconnu et
traité avec succès cette maladie ignorée des médecins qui
l'avaient précédé, et qui avaient abandonné les petits
malades comme dévoués à une mort certaine. Dans une
autre circonstance, ce praticien, reconnaissant un ramol-

---

(1) Au moment où nous livrons cet article à l'impression,
vient de paraître l'ouvrage du docteur Billard, qui a puisé dans
l'hospice des Enfans-Trouvés, comme dans tous les établissemens auxquels il est attaché, comme interne, des matériaux
très-précieux, et dont il tire parti avec le talent dont il a donné
déjà des preuves nombreuses. Cet ouvrage a pour titre : *Traité
des maladies des enfans nouveaux-nés et à la mamelle*, etc. A Paris,
chez Baillière, libraire, rue de l'École de Médecine.

lissement de l'estomac que l'ouverture du corps constata
plus tard, empêcha l'administration d'un vomitif qui eût
accéléré le terme fatal d'une maladie malheureusement
supérieure aux ressources de l'art, mais que du moins il
ne doit pas aggraver. Pour éviter ces honteuses et funestes
méprises, M. Baron procède, avec une scrupuleuse exactitude, à l'examen des enfans malades, et la méthode
qu'il emploie doit être considérée comme un excellent
modèle à suivre. Il fait mettre à nu l'enfant, afin de voir
sa conformation, la couleur de sa peau, d'en reconnaître
la température et le degré de consistance; il pratique la
percussion et l'auscultation; écoute les cris dont il appré-
cie les nuances fort sensibles pour une oreille exercée,
palpe la région abdominale, et jette un coup d'œil sur les
matières excrétées; puis il examine la cavité bucale et le
pharynx, et termine par l'exploration du pouls. Il est fort
rare que, par ce moyen, M. Baron n'arrive pas à un diagnostic fort précis, ainsi que nous en avons été plusieurs
fois témoin.

Les causes morbides qui exercent leur influence sur les
enfans trouvés sont peu nombreuses, mais elles agissent
avec beaucoup d'énergie; les plus évidentes sont le froid
et la privation d'une nourriture appropriée à l'état des
organes; aussi les maladies les plus communes sont-elles
l'endurcissement du tissu cellulaire, la pneumonie, la
gastro-entérite, à laquelle succèdent le ramollissement et
la perforation, le muguet et l'ophthalmie, affections dont
la plupart se terminent d'une manière fâcheuse dans l'hôpital, à raison des circonstances indiquées, et qui sont
beaucoup moins communes et moins dangereuses chez les
enfans qui ne sont pas privés du lait et des soins mater-
nels.

Dès que le froid commence à devenir un peu considérable, on voit affluer dans l'hospice les enfans atteints de

l'endurcissement du tissu cellulaire dont néanmoins on trouve presque toute l'année quelques exemples (1). L'impression du froid sur la peau tendre et encore humide des nouveau - nés paraît bien évidemment la cause de cette affection dans laquelle, en même temps que la température est singulièrement abaissée, la peau et le tissu cellulaire sous-cutané prennent une consistance semblable à celle de la cire. Quand la maladie commence et qu'elle n'est pas encore très - considérable, elle se borne aux parties habituellement découvertes (la face et les mains) ou à celles qui sont le plus éloignées du centre de circulation; elles présentent alors une coloration d'un rose assez vif; plus tard, la peau du tronc se prend à son tour; les parties endurcies deviennent violettes et livides, une congestion pulmonaire a lieu, et l'asphyxie survient. Cette congestion pulmonaire, ou plutôt cette stase du sang dans le système vasculaire du poumon, a fait penser à un médecin italien fort estimable, le docteur Paletta, que l'endurcissement du tissu cellulaire n'avait lieu que consécutivement à la gêne de la circulation pulmonaire. M. Baron pense le contraire, et nous partageons son avis; en effet, il nous a mis à même plusieurs fois de constater que l'endurcissement était le phénomène primitif et celui qui produisait les autres. On peut, par une exploration journalière, suivre les progrès de la maladie, et voir, à

____

(1) *Voyez* sur ce sujet l'excellent travail du docteur Billard (*Archives*, fév. 1827.) Ce médecin, dont le jugement est d'un si grand poids, ne nous paraît pas assez avoir accordé à l'impression du froid sur la production de cette maladie. Il se fonde sur ce qu'on l'observe dans tous les mois de l'année. L'objection tombe si l'on remarque que l'abaissement relatif de la température est peut-être plus sensible que l'action d'un froid soutenu. D'ailleurs, nous avons donné peu de détails sur cette affection pour éviter les redites.

mesure que l'endurcissement gagne et que la circulation devient plus difficile à la circonférence, des congestions sanguines se faire non seulement dans le poumon, mais encore dans d'autres organes, et des épanchemens séreux et même séro-sanguinolens, avoir lieu dans les diverses cavités. Quelquefois les parties indurées deviennent le siége d'un érysipèle qui peut se terminer par gangrène, mais ce mode de terminaison n'est pas le plus commun. La gangrène de la bouche peut d'ailleurs se présenter indépendamment de l'endurcissement, et constituer une affection spéciale qui a régné quelquefois épidémiquement, mais que nous n'avons pas vue pendant le temps que nous avons fréquenté l'hôpital. Plusieurs méthodes de traitement avaient été conseillées contre cette maladie; celle à qui M. Baron accorde la préférence consiste à frictionner tout le corps avec une liqueur un peu excitante, c'est l'eau thériacale qu'on emploie, puis à envelopper tout le corps de flanelles que l'on recouvre de taffetas gommé. Par ce moyen, on le tient dans un bain de vapeur douce qui, en concentrant la chaleur organique, favorise la résolution de l'engorgement cellulaire. M. Baron n'emploie pas les bains de vapeurs proprement dits. Il pense qu'à raison de leur température élevée, ils sont propres à produire ou à entretenir les congestions sanguines vers le poumon ou tout autre organe. Le professeur Paletta conseille l'application des sangsues dans la pensée que l'engorgement pulmonaire est la cause de la maladie; il cite plusieurs cas de succès; nous pensons qu'à part la théorie qui est évidemment fausse, au moins par rapport à ce que nous avons eu l'occasion d'observer, ce moyen peut être utile comme propre à favoriser la circulation, en diminuant la masse du sang, et à faciliter la résorption des liquides épanchés. Mais il faut le dire, ce n'est que quand la maladie est récente, et lorsqu'elle n'occupe qu'une partie peu considérable du tissu cellulaire, qu'on est assez heureux pour en obtenir la résolution. Elle est rare chez les enfans isolés, où, si elle se montre chez eux, elle n'atteint guère le *summum* de son intensité; chez les enfans trouvés, au contraire, elle est presque toujours à un assez haut degré de développement dès leur entrée; aussi les ressources de l'art sont-elles généralement insuffisantes.

Le muguet peut être considéré comme une des causes les plus actives de la grande mortalité qui sévit sur les nouveaux-nés, et particulièrement sur les enfans trouvés. Il commence par une rougeur avec saillie des papilles de la langue; plus tard ces rougeurs envahissent les gencives, le palais, la face interne des joues et des lèvres, et le pharynx. Il se fait une exsudation couenneuse sous l'épithélium; en même temps la fièvre s'allume, des symptômes de gastro-entérite se manifestent, et la mort survient assez rapidement. Dans les cas les plus favorables où l'éruption est peu étendue, la fièvre et les symptômes d'irritation gastro-intestinale sont moins prononcés; la phlegmasie locale s'appaise, les plaques couenneuses se détachent; et peu-à-peu tout rentre dans l'ordre. Il ne paraît pas que le muguet soit contagieux, ainsi que l'avaient supposé quelques personnes frappées du grand nombre de sujets qui en sont atteints dans les réunions d'enfans. Le traitement de cette affection doit être antiphlogistique et plus ou moins actif, suivant son intensité et ses complications; des boissons adoucissantes, des collutoires émolliens avec le miel rosat, et quelquefois avec addition de quelques gouttes d'acide muriatique, sont, avec l'abstinence des alimens consistans, les seuls moyens qu'on puisse mettre en usage. Remarquons que toutes choses égales d'ailleurs, le muguet est moins fréquent et moins grave chez les enfans soumis à l'allaitement naturel, et que c'est une chance extrêmement fâcheuse ajoutée à celles de la maladie que d'être obligé, en les envoyant à l'infirmerie, de les séparer de leurs nourrices.

C'est une vérité que la théorie exprime et que confirme une funeste expérience, qu'il est bien difficile de réussir dans l'éducation physique des enfans, lorsqu'on est obligé de sortir des voies de la nature. Les équivalens sont loin de remplacer ce qu'ils représentent; et les organes digestifs, disposés de manière à recevoir un aliment préparé pour eux, sont presque inévitablement irrités lorsqu'on y substitue une nourriture étrangère. Cette irritation qui se manifeste rapidement chez les sujets délicats, tarde un peu plus à paraître chez ceux qui sont doués d'une constitution plus robuste : mais en somme, presque tous présentent tôt ou tard, à des degrés divers d'intensité et à l'état soit aigu, soit chronique, la phlegmasie de la membrane muqueuse gastro-intestinale. Les symptômes en sont assez peu équivoques; ils consistent dans des vomissemens plus ou moins fréquens, et dans des évacuations plus ou moins multipliées de matières dont l'aspect varie suivant la portion affectée du tube intestinal. L'observation et l'ouverture des corps autorisent M. Baron à considérer la diarrhée de matières vertes, comme le signe de l'inflammation de la partie supérieure des voies digestives, savoir; de l'estomac et de l'intestin grêle, surtout lorsqu'en même temps elles sont muqueuses et visqueuses; au contraire la phlegmasie des gros intestins est signalée par des déjections jaunes et peu consistantes. A ces phénomènes se joignent la chaleur et la sécheresse de la peau, la sensibilité de l'abdomen, un amaigrissement rapide et qui faisant disparaître la graisse qui couvre ordinairement les muscles de la face en fait apercevoir les saillies, et imprime à la physionomie un caractère de vieillesse et de souffrance. La mort arrive dans ces circonstances d'une manière qui n'est

pas toujours la même ; tantôt le ramollissement gélatini-
forme des parois de l'estomac amène une perforation ;
tantôt des symptômes d'irritation encéphalique, symptômes assez peu tranchés à raison du peu de développement des fonctions du cerveau à cette époque de la vie,
se manifestent et terminent la vie des malades ; ajoutons
que l'irritation cérébrale chez les enfans vient rarement
seule, et qu'elle peut être méconnue lorsqu'elle n'est pas
très-intense, beaucoup plus facilement que chez les enfans plus avancés en âge, chez lesquels, à défaut de la
parole, l'expression de la physionomie peut servir à la signaler, tandis que chez les nouveau-nés, les cris n'ont
rien de particulier dans ce cas, et la raideur convulsive
n'est pas toujours appréciable. Remarquons encore que
les vers intestinaux ne se rencontrent pas chez les enfans
en bas âge, même chez ceux qui sont soumis à la nourriture artificielle.

L'examen anatomique permet de reconnaître les traces
de cette affection ; elles consistent dans la rougeur plus ou
moins considérable de la membrane muqueuse de l'estomac, qui fréquemment est altérée dans sa consistance au
point qu'elle s'enlève en le raclant avec le dos du scalpel,
et que dans certains endroits les parois de ce viscère semblent être réduites à la membrane séreuse, et cèdent à la
moindre traction. Dans les intestins, on remarque des rougeurs, des ulcérations de diverse étendue et qui commencent en général par l'inflammation des follicules dont la
membrane muqueuse est parsemée. C'est à cette origine que
ces ulcérations doivent la forme ronde qu'ils offrent le plus
communément, forme que d'ailleurs on retrouve dans le
plus grand nombre des ulcères consécutifs à des phlegmasies folliculaires ou pustuleuses. Les ulcérations intestinales
paraissent être d'ailleurs moins communes chez les nouveau-nés, qu'à une époque plus avancée de la vie.

Rarement on voit les enfans succomber à des affections simples : l'ouverture des corps révèle presque toujours des désordres dans différens organes, et notamment dans ceux de la respiration. Ce sont, ou bien des phlegmasies de la plèvre avec épanchement séreux ou purulent, des hépatisations rouges ou grises du tissu pulmonaire, ou bien de simples engouemens de sang, qui sont considérés par M. Baron, comme étrangers à l'inflammation et comme le produit d'une sorte d'hémorrhagie passive. Dans ce cas on observe une sorte d'infiltration sanguine qui se fait dans le tissu du poumon, de la circonférence au centre de cet organe, qui présente alors l'aspect d'un caillot de sang veineux ou d'un morceau de rate, aspect que lui donne le sang noir épanché dans ses aréoles, et comme combiné à son tissu.

Pendant la vie, l'observation attentive et éclairée fournit les moyens de reconnaître ces diverses maladies contre lesquelles la thérapeutique possède aussi quelques ressources. La percussion, l'auscultation immédiate ou médiate, l'appréciation du cri, (1) mettent à même d'arriver à une exactitude de diagnostic satisfaisante, en cela du moins qu'elle permet au praticien de penser qu'il peut être utile, et qu'elle lui donne la certitude de ne jamais nuire. La percussion est facile à pratiquer chez les enfans, elle s'opère avec un seul doigt, l'enfant étant soulevé avec l'une des mains; quant à l'auscultation, il est plus commode d'appliquer l'oreille immédiatement sur le thorax, que de se servir du stéthoscope qu'il est assez peu facile de fixer. Les résultats de ces deux méthodes d'investigation sont les mêmes que chez les adultes, et fournissent les mêmes lumières; pour l'auscultation, les cris entendus

---

(1) *Voyez* sur ce sujet intéressant les ingénieuses recherches du docteur Billard, *Archives*, août 1827.

au travers des parois remplacent lo parler qu'il est quelquefois nécessaire de faire exercer aux malades. On doit
d'autant plus insister sur ces divers moyens d'établir le
diagnostic, qu'on manque chez les enfans de quelques-uns
de ceux qu'on trouve chez les grandes personnes, et notamment de l'inspection des matières expectorées. Les
lecteurs des *Archives* ayant pu voir les signes diagnosti-
ques qu'on peut tirer du cri considéré sous le triple rapport de sa forme, de son timbre et de sa durée, nous
n'entrerons pas dans de nouveaux détails à ce sujet. Nous
dirons seulement, que, pour un médecin observateur et
judicieux, la médecine des enfans n'est pas plus difficile
que celles des adultes, qu'il y a des moyens de les traiter
avec succès, que les nombreux revers qu'on éprouve chez
les enfans trouvés, tiennent à ce qu'on est forcé par le
défaut de nourrice pour les enfans malades (1), de se tenir
en dehors du chemin tracé par la nature, qu'enfin
nulle partie du champ de la science n'est stérile pour celui
qui sait le cultiver convenablement.

Les pneumonies, les pleurésies, les bronchites sont communes chez les enfans nouveau-nés. Ces phlegmasies peuvent même se développer pendant le cours de la vie intra-
utérine; et on en a fréquemment trouvé les traces chez des
enfans morts presqu'en naissant. Le traitement doit en être
établi sur les mêmes bases que chez les adultes; en effet,
quand la maladie n'existe qu'à un faible degré, les secours

---

(1) Beaucoup d'enfans deviennent malades parce qu'ils n'ont
pas de nourrice ; ceux qui en ont une et qui sont affectés d'une
maladie quelconque sont sevrés temporairement ; les uns et les
autres souffrent encore davantage d'être privés de leur nourriture
naturelle au moment où ils en auraient plus besoin que jamais,
et même où elle suffirait peut-être pour les rétablir. On con-
serverait beaucoup d'enfans trouvés si l'on pouvait remédier à
ce vice fondamental.

de l'hygiène suffisent pour en triompher ; ce n'est que quand elle a plus d'intensité qu'on doit recourir aux émissions sanguines. M. Baron s'en montre généralement fort sobre, et c'est une manière de voir qu'il partage avec M. Guersent. Il a observé qu'il était difficile d'en mesurer la portée, et que souvent, ayant dépassé la limite convenable, elles laissent les enfans dans un état d'affaissement dont ils avaient peine à revenir. C'est un des inconvéniens des sangsues considérées en général, qu'on n'est presque jamais sûr de ce qu'elles font. Elles tirent trop ou trop peu de sang, et il faudrait qu'elles fussent appliquées avec plus de soin et d'intelligence qu'elles ne le sont communément pour qu'on pût arriver à des résultats certains. Chez les enfans, surtout, les piqûres de sangsues abandonnées à elles-mêmes lorsqu'elles occupent des parties sur lesquelles on ne peut établir de compression, comme le col ou le ventre, peuvent occasionner des hémorrhagies inquiétantes et par fois mortelles. Il faudrait donc avoir pour la saignée capillaire, une méthode dans laquelle, comme dans la phlébotomie qui est absolument impraticable chez les nouveau-nés, on pût apprécier exactement la quantité du sang extrait, et en arrêter l'écoulement à volonté et d'une manière certaine.

On a beaucoup parlé de l'ictère des nouveau-nés, on l'a considéré comme une affection grave, liée à des maladies de divers organes. Le fait est que la coloration jaune de la peau coïncide avec des affections trop variées pour qu'on puisse trouver de dépendance directe. Fondé sur des observations multipliées, M. Baron considère l'ictère des nouveau-nés comme une affection insignifiante par elle-même, et qui n'exige aucun traitement lorsqu'elle n'est accompagnée d'aucune inflammation viscérale.

Tous les auteurs s'accordent à répéter que dans le pre-

mier âge de la vie le pouls est extrêmement fréquent,
même dans l'état naturel ; qu'il bat de quatre-vingt à
quatre-vingt-dix fois par minute ; il y en a même qui disent
de cent vingt à cent quarante, et conséquemment ne le
regardent comme fébrile que quand il dépasse cette mesure. Il y a lieu de croire qu'ils ne se sont pas donné la
peine de vérifier expérimentalement la chose ; s'ils l'a-
vaient fait ils auraient pu se convaincre que, comme
M. Baron l'a reconnu et le fait constater aux personnes
qui suivent sa visite, les enfans nouveau-nés ne présentent guères dans l'état de santé que soixante-dix pulsations par minute. Cette observation, entr'autres, prouve
combien la paresse naturelle à l'esprit humain le porte
à adopter de confiance des opinions toutes faites : elle
doit engager les jeunes médecins à ne jamais négliger
l'occasion de vérifier ce qui est le mieux établi en apparence, et peut servir d'excuse et peut-être même mériter
des éloges à ceux qui s'occupent à réviser les bases sur lesquelles repose l'édifice des doctrines scientifiques.

On voit habituellement dans l'hospice un assez grand
nombre de sujets affectés d'ophthalmie, et l'opinion établie
parmi *les sœurs*, est que cette maladie se propage par
contagion. M. Baron n'a pas de jugement arrêté sur ce
point, attendu qu'il n'est pas chargé du service de la
salle Verte où sont placés ces malades. Quoi qu'il en soit,
cette ophthalmie occupe la conjonctive palpébrale et ocu-
laire, qui sont le siége d'une secrétion purulente assez
considérable ; il paraît même que le globe de l'œil lui-
même et surtout la rétine participent à l'inflammation,
car la lumière paraît agir douloureusement sur l'organe
de la vision, et les paupières se serrent spasmodiquement
de telle sorte, que l'inférieure s'introduit sous la supérieure, dont elle irrite la face interne au moyen des cils
qui en garnissent le bord libre. D'ailleurs nous n'avons

pas remarqué que l'on attribuât cette ophthalmie à l'influence du virus vénérien ; il est pourtant probable que quelques-unes au moins ont pu être contractées au passage, par des enfans nés de mères actuellement affectées de blennorrhagies ou de chancres des parties génitales.

Nous avons vu d'ailleurs, à l'hôpital des vénériens, des enfans envoyés comme vénériens, qui ne présentaient que quelques affections cutanées tout-à-fait insignifiantes. On sait que dans cet établissement se trouve une salle consacrée aux nourrices infectées, qui allaitent en même temps que leur propre enfant un nourrisson malade, et que le traitement des trois individus se fait à-la-fois. Les affections vénériennes, chez les enfans nés de parens infectés, ne se développent guère qu'à une époque assez éloignée de la naissance, et c'est assez généralement après leur arrivée chez les nourrices, et après qu'ils ont infecté ces malheureuses femmes et quelquefois leurs familles, qu'on s'en aperçoit. Cependant il faut convenir aussi qu'on a souvent exagéré les choses, ainsi que nous avons eu souvent occasion de le constater, et que, dans beaucoup de cas, des maladies réputées vénériennes chez les nourrices, leurs maris et leurs enfans, étaient tout-à-fait étrangères à la syphilis, et n'étaient quelquefois que le résultat de l'administration intempestive et immodérée du mercure, d'après de simples soupçons ou de vagues apparences.

La thérapeutique, chez les enfans nouveau-nés, est extrêmement bornée ; il est difficile de leur faire prendre des médicamens ; M. Baron, d'ailleurs, est trop éclairé pour chercher à leur en administrer beaucoup. C'est donc en général aux ressources de l'hygiène, ainsi que le voulaient les anciens, que se réduisent ses moyens curatifs, et nous pensons qu'ils pourraient lui suffire s'ils les avait bien effectivement à sa disposition. Mais outre que la nourriture est peu convenable, ainsi que nous l'avons fait observer déjà; que peut-on faire lorsqu'on a à lutter contre l'atmosphère naturellement nuisible, produit par vingt ou trente enfans enfermés dans une chambre même spacieuse? contre le désavantage qui résulte du contact naturellement plus prolongé des urines et des matières fécales dans un hôpital qu'à l'extérieur, du défaut de bains et de lotions suffisamment réitérées, de la privation du sommeil, occasionnée, soit par le mal-aise, suite de la compression, soit par les cris des enfans qui se réveillent les uns les autres. Remédier à tous ces inconvéniens serait une chose aussi utile qu'elle paraît difficile, nous dirions presque impossible, car si l'hospice des Enfans Trouvés nous a paru appeler des améliorations, il est de la justice de dire que celles-là sont promptement mises en exécution, qui ne présentent pas de trop grandes difficultés.

Nous avons vu, d'après les affections dominantes, que les médicamens ne seraient pas d'un grand emploi; les inflammations sont en grande majorité; le traitement antiphlogistique est donc le plus ordinairement applicable. Sans revenir sur la manière dont M. Baron envisage et met en œuvre la saignée, nous dirons qu'il a éloigné du traitement des maladies du premier âge, ce qui, chez les praticiens routiniers, en faisait et en fait encore la base; savoir : les vomitifs, les purgatifs et les vésicatoires (1). Les premiers sont d'autant moins convenables, que l'in-

____

(1) Il n'y a pas quinze jours, nous avons soustrait à l'application d'un vésicatoire un enfant qui avait un léger assoupissement, et dont toute la maladie était dans l'esprit de parens inquiets. M. Baron nous a dit avoir récemment empêché l'administration d'un vomitif prescrit par un médecin connu, chez un enfant ayant un ramollissement de l'estomac qu'il reconnut, et dont l'ouverture du corps confirma l'existence.

flammation gastro-intestinale entre comme principal ou comme accessoire dans la plupart des maladies de l'enfance. Quant aux vésicatoires, l'irritabilité extrême des enfans, et la facilité avec laquelle leur cerveau ressent les moindres stimulations, doit sinon proscrire, au moins singulièrement restreindre leur application. Il est un autre ordre de médicamens dangereux chez les enfans, et dont pourtant quelques médecins abusent : ce sont les narcotiques; ils ont fait de nombreuses victimes, et leur administration demande beaucoup de tact et de prudence; encore leurs avantages sont-ils douteux. C'est d'après ces principes que M. Baron se dirige dans sa pratique, tant à l'hôpital que dans les maisons particulières; il a lieu d'être satisfait des résultats qu'il obtient dans l'un et l'autre cas, bien que les succès soient plus nombreux dans le second que dans le premier.

L'abstinence plus ou moins sévère, les boissons adoucissantes et légères, les cataplasmes émolliens sont employés dans les phlegmasies aiguës conjointement avec les sangsues. Ces divers moyens réussissent en général, surtout lorsqu'ils peuvent être aidés de bains tièdes, dont les enfans reçoivent un grand soulagement.

L'hospice des Enfans Trouvés, de même que la maison d'accouchement que nous nous proposons de faire connaître prochainement aux lecteurs, présente assez fréquemment des monstruosités; nous avons eu l'occasion d'en voir quelques-unes. Les plus remarquables étaient un acéphale; le sujet, un enfant bien constitué d'ailleurs, dont le crâne était applati, et dont la face régulière à la partie inférieure, présentait, à la place des yeux, deux lignes transversales peu saillantes. L'ouverture montra une absence totale de la masse encéphalique. Un autre monstre, c'était un anencéphale, fut pour M. Baron l'occasion d'un diagnostic très-exact, et que l'examen anatomique vint confirmer. C'était un enfant de quatre

jours, né de parens sains et bien conformés, d'après les
renseignemens qui furent fournis; et qui mourut peu de temps
après son arrivée à l'hospice. Il présentait une conformation régulière du corps, et une division congéniale des os
maxillaires et de la lèvre supérieure ; il respirait faiblement, et avalait avec peine les liquides qu'on lui admi-
nistrait ; sa tête était d'un volume ordinaire, et molle,
plus que ne l'est celle d'un enfant naissant. M. Baron
annonça qu'il ne devait point y avoir de cerveau : en
effet, ouvrant la tête, on vit s'en écouler une quantité
considérable de sérosité ; le cerveau manquait jusqu'aux
pédoncules antérieurs ; mais le cervelet, la moelle allon-
gée, tous les nerfs existaient encore ; les membranes étaient
comme macérées dans l'eau ; le canal artériel et le trou
de Botal étaient fermés. Quant aux autres organes, ils ne
présentaient rien de remarquable.

La santé long-temps incertaine de M. Cayol lui a permis
de reprendre le cours de ses leçons cliniques, dans lesquelles, nous nous plaisons à le dire, sans que pour cela
nous adoptions toutes les opinions du professeur ; les
élèves doivent trouver une véritable et solide instruction.
M. Cayol nous paraît être un bon médecin, un homme
capable de former de bons praticiens, et (nous croyons
lui donner l'éloge le plus complet qu'un médecin puisse
faire d'un autre), en cas de maladie, nous nous mettrions
avec une pleine confiance sous sa direction.

M. Cayol d'ailleurs se fait remarquer par une grande
exactitude dans l'accomplissement de ses fonctions, et il
dispose son service de manière que les élèves ne soient
jamais obligés de manquer un autre cours pour assister
au sien. Ses rapports avec ses auditeurs sont bienveillans,
et pleins de simplicité en même temps que de convenance ;
il accueille les discussions scientifiques, et les soutient avec
beaucoup de talent ou de bonne foi. Après cette déclara-
tion sincère et sans arrière-pensée, qui prouvera, nous le

désirons du moins, combien nos jugemens sont indépendans de tout esprit de parti, et de toute prévention amicale
ou hostile, entrons dans l'exposition de ce que nous avons
vu et entendu ; pendant que nous avons suivi les visites
qu'il fait dans des salles plus convenablement disposées
que celles dont son collègue fait le service.

C'est une méthode bonne et utile qu'un professeur de
clinique, au commencement de son cours, expose les
vues générales qui doivent diriger sa conduite, et fasse
connaître le plan qu'il se propose de suivre dans son enseignement. M. Cayol l'a fait dans un discours d'ouverture, sagement pensé eu général, et dont les passages,
que nous avons pu recueillir, trouveront place dans cette
relation. Son style est simple et sans prétention, mais cor-
rect, clair et précis ; son débit est naturel, et tel qu'il
convient à des leçons qui doivent être plutôt des conférences familières que des discours académiques.

Après quelques considérations sur l'homme, dans l'état
de maladie, M. Cayol établit en principe que la nature
tend constamment à la conservation de l'individu ; réagit
sans cesse dans un sens favorable, et lutte, quoique souvent d'une manière inégale, contre les causes morbides
qui agissent sur lui pour le détruire. Il développe, avec
détails, cet aphorisme de Stoll, *est igitur febris molimen
vitæ conantis mortem depellere*. Il considère les maladies
comme des fonctions accidentelles, et les phénomènes
pathologiques comme une suite et une extension des
phénomènes physiologiques. Il signale aux méditations
de ses auditeurs le grand principe de la force médiatrice
de la nature, en mettant sous leurs yeux les passages
dans lesquels Hippocrate proclame sa puissance et ses
bienfaits. Mais le professeur, après avoir déploré l'in-

fluence funeste des théories exclusives, s'empresse de dire
qu'il cherchera lui-même à en secouer le joug. « Loin de
» moi, dit-il, la pensée de personnifier cette force mé-
» diatrice, de décrire avec complaisance ou plutôt de
» deviner ses plus secrètes opérations, et de renouveler
» enfin les rêveries de l'imagination brillante, mais dé-
» sordonnée, de Van Helmont..... Il est de fait que toute
» maladie nous présente une suite de phénomènes de
» réaction ou d'efforts de la nature, qui tendent à re-
» pousser la cause du mal et à opérer la guérison ; que
» ces efforts varient et sont diversement combinés, sui-
» vant les circonstances ; que souvent ils suffisent pour
» procurer la guérison sans aucun secours de l'art ;
» que d'autres fois ils sont insuffisans, et qu'on les voit
» aussi devenir funestes par leur excès même. On peut
» affirmer qu'il n'y a pas une maladie pour laquelle la
» nature n'ait des procédés de guérison plus ou moins
» efficaces, plus ou moins salutaires, procédés que le mé-
» decin doit connaître, pour les imiter dans certains cas
» et pour les respecter dans d'autres.
» Cette étude, il faut le dire, est trop négligée de nos
» jours, et je croirai faire quelque chose d'utile, si je
» puis y ramener votre attention. A voir la manière dont
» certains médecins se précipitent (pardonnez-moi cette
» expression) sur une maladie pour la guérir, ou,
» comme ils le disent eux-mêmes, pour la juguler, on
» dirait qu'ils n'opèrent pas sur un corps organisé vivant,
» mais sur un être tout-à-fait passif, ou sur une machine
» ordinaire qu'on peut faire et réparer de toutes pièces.
» On croirait, à les voir agir, qu'une gastrite ou qu'une
» bronchite est un corps étranger qu'on peut arracher de
» vive force, tandis que le plus souvent cette irritation
» locale n'est que l'effet d'une cause qui a cessé d'agir,

9*

» et doit, en conséquence, se dissiper d'elle-même..... »

Après avoir signalé la pratique vicieuse et funeste des enthousiastes de toutes les doctrines, le professeur, montrant aux élèves la route qui doit les conduire à une médecine vraiment raisonnable et éclairée : « Commencez, leur dit-il judicieusement, et joignant l'exemple au précepte, commencez par reconnaître la maladie que vous avez à traiter, c'est-à-dire, l'organe qui souffre ; et, si plusieurs organes souffrent à la fois, quel est celui qui a été primitivement affecté, et quelle est la nature de son affection. N'allez pas croire surtout que là où vous apercevrez des signes d'irritation se trouve précisément et toujours le siége de la maladie, ou que l'irritation soit la maladie ; car elle n'est souvent qu'un effet de la maladie ou même un moyen de guérison. Cherchez dans les causes de la maladie, dans sa marche, dans ses symptômes et enfin dans les signes physiques, dans les moyens d'exploration, qui ont été si perfectionnés de nos jours, tout ce qui peut la caractériser. Cela fait, examinez quels sont les procédés de la nature pour la guérison de cette maladie ; quelle est la tendance de ses efforts conservateurs ; quelle est la mesure de ces mêmes efforts : cherchez s'il y a excès ou défaut de réaction. D'après toutes ces données, vous jugerez s'il faut agir ou ne rien faire, question importante pour le praticien et qui mérite toujours le plus sérieux examen. Gardez-vous surtout de la démangeaison d'agir, si naturelle aux jeunes médecins et si nuisible aux malades. Que le désir de vous rendre ou de paraître nécessaire n'influe jamais sur votre détermination....... »

M. Cayol parle aussi des indications curatives et des moyens de les remplir ; de l'esprit qu'il faut apporter dans les recherches d'anatomie pathologique, et du véritable point de vue sous lequel on doit les envisager. Puis, après quel-

ques autres considérations, il termine en ces termes :
« Dans le traitement des maladies nous n'agirons jamais
d'après des vues hypothétiques, prenant pour devise le
précepte de Stoll, que vous voyez écrit sur les murs de
cet amphithéâtre (1) : *Nunquàm aliquid magni facias ex
merâ hypothesi aut opinione.* »

L'ordre que suit, dans son enseignement, M. Cayol,
diffère peu de celui qu'adopte M. Chomel. A la visite, les
malades sont examinés et interrogés avec soin par le professeur et par ceux des élèves auxquels est confiée la
mission de recueillir les observations ; puis, dans l'amphithéâtre se font des leçons partagées entre l'exposé des
motifs qui dirigent le traitement, des vues générales sur la
médecine pratique, exprimées à l'occasion des maladies
actuellement dans les salles et quelquefois même étrangères à ces malades, et les ouvertures de corps, qui, nous
nous plaisons à le dire, sont fort rares dans le service
de M. Cayol, quoique les affections graves n'y aient pas
manqué. De temps en temps aussi les élèves sont exercés
à des conférences sur les objets de leurs études cliniques.

Borné par l'espace qui nous est accordé, nous ne pouvons exposer la clinique de M. Cayol avec tous les détails
que donnerait un journal exclusivement destiné à cet
objet ; nous nous contenterons d'en esquisser le tableau

---

(1) Depuis notre premier article on a réparé l'amphithéâtre, et
maintenant on lit clairement les sentences que le temps avait effacées.
Nous nous plaisons à croire que M. Cayol n'avait pas besoin qu'on
les lui rappelât d'aucune manière.

Nous proposerons pour deux panneaux restés vides, deux ins-
criptions, l'une tirée des leçons cliniques du vénérable Fizes, professeur de Montpellier, *medicina est scientia paucorum remediorum
probè adhibitorum* ; l'autre, *natura morborum medicatrix.*

et de présenter ce qui nous a le plus frappé dans ses leçons et dans sa pratique. M. Cayol, élève de l'école de Pinel, contemporain, ami et collaborateur de Bayle et de Laennec, a conservé les traditions d'une époque dont les événemens politiques et scientifiques nous ont rapidement éloigné. Il ne s'est pas laissé entraîner par l'impulsion qu'a donné à la plupart des médecins la doctrine physiologique, et même s'est placé dans les rangs d'une opposition que nous avions crue systématique, avant d'avoir entendu l'exposition de ses principes. Persuadé que toutes les théories ont quelque chose de vrai, et conséquemment d'utile, il tâche de saisir dans chacune cette portion positive, et d'en composer un tout plus ou moins complet; ou plutôt même, reconnaissant que dans l'état de progression où sont de nos jours les sciences médicales, ce serait prématurément qu'on tenterait de les systématiser, il se borne à l'observation et à l'énoncé des faits particuliers et généraux, les liant entre eux quand il se présente une explication naturelle, mais laissant subsister leur séparation, la signalant même, tant qu'il n'a pas trouvé le chaînon qui doit les réunir. Cette manière de procéder, cette attention à peser les faits et à les classer suivant leurs divers degrés de certitude et de probabilité, nous paraît la plus philosophique. Elle présente, au moins, l'immense avantage de nous garantir des fausses connaissances, plus funestes que l'ignorance même.

C'est, nous sommes porté à le croire, à cette abnégation de toute théorie dominante que M. Cayol doit une pratique presque constamment heureuse; et, c'est avec raison qu'il a dit de ces théories exclusives, que c'étaient des idoles auxquelles on avait sacrifié des victimes humaines. Rarement, dans le cours de nos excursions cliniques, avons-nous entendu dire, *nous nous sommes trompé sur ce point ; nous ignorons et le siège et la nature de cette maladie.* Pour M. Cayol, cet aveu semble ne rien avoir de pénible, et dans ces cas de doute et d'incertitude, il s'abstient de toute médication et répète à ses auditeurs, toutes les fois que l'occasion s'en présente, que cette conduite est la seule que puisse tenir un médecin honorable et consciencieux. Il voit dans les médicamens non des agens directs qui vont enlever la maladie, mais des moyens propres à faire naître les circonstances favorables à la guérison, c'est-à-dire, au rétablissement de l'équilibre des fonctions. Il veut que ces agens soient employés méthodiquement, et qu'on s'attache, par tous les moyens possibles, à constater leurs propriétés spéciales, persuadé qu'on trouverait dans leur mode d'action particulière des moyens puissans de succès. Ainsi, au lieu de diminuer le nombre des *spécifiques*, il désirerait qu'on cherchât à l'étendre, c'est-à-dire, à découvrir si telle irritation artificielle, d'une forme déterminée, ne serait pas, plus qu'une autre, apte à détruire une irritation spontanée d'un genre particulier (1).

D'ailleurs, M. Cayol est grand partisan de la médecine expectante ; il attend non-seulement, avant d'agir, qu'une indication manifeste se présente ; mais lorsqu'il a employé quelque moyen actif, il s'arrête encore, afin d'en observer

---

(1) Sur la peau, par exemple, l'émétique produit une inflammation pustuleuse ; les cantharides, une phlegmasie bulbeuse ; l'insolation, une érythémateuse ; il serait bon de savoir lequel de ces irritans conviendra mieux à telle maladie de la peau développée spontanément et présentant une de ces formes. C'est sur la connaissance, ou plutôt sur la supposition de ces rapports, qu'est basée la doctrine de l'homœopathie, doctrine assez bizarre dans l'application, mais dont l'idée première, développée par l'expérience et l'observation, pourrait être féconde en résultats avantageux.

le résultat, avant d'insister sur la première médication ou
d'en entamer une nouvelle. Nous n'avons pas vu qu'il ait
à se repentir de cette manière d'agir. Il met en usage un
petit nombre de médicamens choisis parmi ceux dont les
propriétés sont le mieux constatées ; il les manie avec
talent, les mélange peu, et surtout s'abstient de ces médications illusoires avec lesquelles les médecins, incapables
d'inspirer une confiance solide et réelle, amusent leurs
malades trompés. Il signale de même à son auditoire le
vice de ces traitemens, inutilement énergiques, qui, pour-
suivant à outrance la maladie et ne laissant rien faire à la
nature, amènent après eux de longues et pénibles conva-
lescences, quand ils n'ont pas de résultats plus funestes.

Prenant partout ce qui lui semble avantageux et utile,
le professeur s'est formé, en quelque sorte, un langage médical, où les expressions des diverses théories viennent se
présenter, pour ainsi dire, côte à côte. Il ramène assez
souvent, avec une sorte de prédilection, les locutions de
l'ancienne École : les mots de diathèse, de coction, de cru-
dité, de vice, se reproduisent dans ses leçons ; mais il les
explique, et fait ressortir les faits généraux qu'ils représentent, faits matériels et incontestables, dont l'observation
influe plus sur la pratique que les mots par lesquels on
les exprime. Et, d'ailleurs, M. Cayol lui-même n'attache
point à ces mots d'idées exclusives, pas plus qu'à certaines
dénominations de maladies, qu'il préfère, dit-il, précisément parce qu'étant peu significatives, elles n'engagent
à rien ; tandis qu'un médecin qui donne à une maladie
un nom significatif, prend par là, en quelque sorte, l'en-
gagement d'agir dans une certaine direction, dont il ne
saurait dévier sans être inconséquent. Il engage ses élèves
à suivre cette méthode dans la rédaction de leurs observations. Il recommande surtout à leur attention les faits

simples, élémentaires ; il les engage à en fixer soigneusement dans leur mémoire les traits caractéristiques, pour
arriver à la connaissance des affections complexes qu'on
a plus souvent occasion d'observer. Il leur répète que tous
les malades méritent un égal intérêt sous le rapport de
l'instruction, et s'élève contre la méthode de choisir les
maladies pour les cours de clinique, et de dédaigner les
maladies qui ne présentent pas beaucoup de gravité.

Parmi les médecins ou professeurs de clinique, dont
nous avons jusqu'à présent suivi les visites, M. Cayol nous
paraît être un de ceux qui se sont le plus attachés à ramener la médecine à cette simplicité primitive dont elle
n'aurait jamais dû s'écarter. Placé dans une chaire d'enseignement public, où il est apprécié des élèves, il ne peut
manquer d'exercer une grande et salutaire influence sur la
génération médicale qui s'élève en ce moment. Nous aurions
désiré que ce professeur, qui d'ailleurs rend justice à ses
devanciers et à ses contemporains, n'eût pas montré une
sorte d'hostilité contre les médecins de l'École physiologique ; et, surtout qu'il n'eût pas choisi pour les combattre
ces enthousiastes peu éclairés, dont on rencontrerait un
assez grand nombre dans les rangs opposés, et qui défigurent, par une extravagante exagération, les idées les plus
fécondes et les plus utiles. Comme M. Cayol, les médecins
de l'École physiologique, au nombre desquels nous tien-
drions à honneur d'être comptés, veulent une médecine
simple, rationnelle et basée sur l'observation ; comme lui,
ils cherchent la vérité de bonne foi ; avant lui, peut-être,
ils ont défendu sa cause et préparé son triomphe. Ils ont
aussi proclamé la puissance médiatrice de la nature, l'importance des agens de l'hygiène, la nullité ou les dangers
de cette foule de médicamens empiriques transmis à notre
siècle par les siècles précédens ; ils ont apporté enfin le

libre examen et la réforme dans le domaine de la médecine, et l'ont mise en état de prendre prochainement place parmi les sciences exactes. Nous ne saurions admettre, avec M. Cayol, que la direction actuelle des études médicales soit vicieuse; que l'examen dans les sciences puisse être jamais dangereux, et que la médecine se détériore; nous ne pouvons croire que les observations de notre époque soient inférieures à aucune de celles qui nous ont précédé, et, pour le prouver, nous n'aurions que l'embarras du choix. Cependant, nous nous plaisons à le reconnaître, M. Cayol s'abstient ordinairement de semblables discours, et préfère en général exposer aux élèves les résultats de son expérience plutôt que de s'engager dans la polémique.

Cette année, en commençant son cours de clinique, M. Cayol a jugé covenable de consacrer quelques leçons à exposer sa doctrine, et à donner en quelque sorte à ses auditeurs la clef du langage qu'ils devaient entendre (1); et d'abord, s'occupant de la division des matières, il a fait voir que les classifications, fort difficiles en médecine, parce qu'au lieu d'avoir à s'établir sur des faits réguliers et constans, elles portent sur des dérangemens et des désordres, ce qui implique contradiction, sont en dernier résultat assez peu importantes, surtout sous le rapport du traitement. Celle de Pinel lui paraît assez convenable; seulement il lui reproche d'avoir séparé des fièvres les maladies éruptives, qui, d'après son opinion, s'en rapprochent de la manière la plus naturelle. La dénomination des maladies, facile quand il s'agit d'affections simples et locales, présente de grandes difficultés lorsqu'il est question de maladies compliquées et générales. Aussi, M. Cayol, qui

---

(1) M. Cayol se propose de publier prochainement ces vues générales avec quelques développemens.

admet des fièvres essentielles, et qui, pour le dire en passant, est un de ceux qui aient donné de meilleures raisons
en faveur de leur existence, se contente-t-il, toutes les
fois que la nature d'une fièvre ne lui paraît pas évidente,
de la désigner par le nom de *fièvre continue, rémittente*
ou *intermittente*, auquel il ajoute, suivant les cas, les
épithètes de *catarrhale, rhumatismale, érysipélateuse,
pétéchiale*, ou autres semblables, qui ne préjugent rien,
n'exprimant que les phénomènes les plus évidens de la
maladie.

Les considérations cliniques sur les maladies aiguës, présentées par M. Cayol, nous ont paru d'un grand intérêt ;
elles portent sur des faits généraux observés de tout temps,
et qui sont incontestables et indépendans de toute théorie.
Il fait remarquer, en effet, que ces maladies ont beaucoup
d'analogie pour les causes ; que, par exemple, elles se développent, le plus souvent sous l'influence de variations
atmosphériques ou d'affections morales ; et qu'elles ont
des rapports nombreux, quels que soient leur siége et le
caractère spécial que peut leur imprimer la disposition
individuelle. Il montre dans toute maladie aiguë l'agres-
sion de la cause et la réaction de l'organisme, et fait ré-
marquer que les symptômes locaux ne se manifestent que
dans la seconde période. Les phénomènes de réaction présentent eux-mêmes des différences nombreuses, qui cependant peuvent se rapporter à trois types principaux,
correspondans aux trois ordres de fièvres qu'il regarde
comme primitifs, savoir, la fièvre inflammatoire, la fièvre
bilieuse et la fièvre nerveuse. Ce sont ces divers modes de
réaction qui, bien plus que l'affection locale, mettent sur
la voie d'un traitement salutaire. Le professeur insiste sur
ce point, qu'il considère comme une vérité fondamentale,
savoir, que l'influence des affections locales, dans les ma-

ladies aiguës ou fièvres a été singulièrement exagérée ; qu'elles ne fournissent au traitement que des indications secondaires , uniquement relatives au mode d'administration de tel ou tel agent thérapeutique , tandis que c'est de l'état général , ou diathèse, que se tirent les indications les plus importantes , celles qui sont relatives au choix de la médication. Mais à quoi tiennent ces différences si tranchées dans le mode de réaction ? Elles tiennent d'une part aux différences des tempéramens , de l'autre à celles des circonstances environnantes, formant ce qu'on a désigné sous le nom de *constitutions médicales*. L'étude de ces divers modes de réaction, des constitutions médicales et des crises, trop négligée dans les temps modernes , dit M. Cayol, est le véritable fondement de la médecine : Hippocrate avait observé tous ces points avec une rare sagacité, et Sydenham en avait déduit les règles d'une pratique qui peut encore être proposée pour modèle.

A l'occasion des constitutions médicales, le professeur fait remarquer qu'il en est de passagères, qui sont en rapport avec la constitution atmosphérique, mais qu'il en est aussi de fixes qui durent plusieurs années. Il pense avec raison que les causes de ces dernières sont dans les progrès de la civilisation , de l'industrie surtout, et dans les modifications permanentes qu'exercent, sur les individus réunis, les agens hygiéniques appliqués de telle ou telle manière.

M. Cayol veut mettre à profit toutes ces connaissances ; il désire associer, aux vérités générales de la doctrine d'Hippocrate, les vérités découvertes après lui et de nos jours ; il veut chercher dans chaque théorie les faits particuliers sur lesquels elles se sont élevées. Il se propose d'employer avec prudence toutes les médications, de tenir compte des constitutions médicales, des causes spécifiques, etc., et ne croira avoir atteint son but que quand il aura pu opérer la

fusion de ces divers élémens , et les coordonner d'une manière utile à la science et à l'humanité.

D'un coup d'œil jeté sur les diverses parties du monde
médical, résulte pour le médecin ami de la science et de la
vérité, un vaste sujet de méditation sur le peu d'influence
que la médecine paraît exercer sur les maladies ; et cette
considération, qui s'était déjà depuis long-temps présentée
à notre esprit, et que nous avons depuis entendu exprimer
par le savant et scrupuleux docteur Louis, ne pouvait
échapper à un homme aussi judicieux que M. Cayol, ni
être placé plus convenablement que dans un cours de clinique. En effet, dans ce moment nous voyons, d'un côté,
dominer la méthode débilitante ; de l'autre, l'usage des
stimulans de toute espèce. Ici, le contro-stimulisme avec ses
doses effrayantes ; là, l'homœopathie avec ses fractions
presque indivisibles ; et cependant partout des succès, des
guérisons, et une proportion à peu près égale de mortalité.
Tant il est vrai, et l'on ne saurait trop le redire, non seulement au public, mais encore à un grand nombre de médecins qui semblent se croire investis d'un pouvoir surna-
turel ; tant il est vrai, disons-nous, qu'on ne guérit point
les maladies, qu'on peut seulement écarter les obstacles,
et mettre le malade dans les conditions favorables, *medicus
naturæ minister et interpres.* Ce rôle est encore assez beau.
Laissons des médecins orgueilleux *enchaîner le lion de l'a-
taxie, dompter les maladies,* etc., et répétons cette sage
exclamation de Desbois de Rochefort : *O nature ! nature !
quelle doit être ta puissance !....*

M. Cayol, qui, dans un voyage récent, a eu occasion de
voir le professeur Rasori et de converser avec lui, nous a
fait l'exposition de la doctrine du contro-stimulisme, et
nous avons été surpris de voir que, à quelques exceptions
près, et ses exceptions sont toutes relatives à ces maladies

très-graves sur lesquelles la médecine a peu de prise, quelques moyens qu'elle emploie ; le traitement des maladies légères et connues est à peu près le même. De là résulte, pour l'observateur impartial, que les maladies en général tendent à la guérison, que celles dans lesquelles cette tendance est très-prononcée et très-énrgique guérissent entre les mains des médecins, quels que soient d'ailleurs les moyens qu'ils mettent en usage ; que, dans les cas où la nature ne fait pas les frais de la guérison d'une manière bien apparente, des secousses imprimées en différens sens, pour ainsi dire, mais par des mains habiles, ont paru amener des effets avantageux. Nous ne suivrons pas M. Cayol dans l'examen de la doctrine de Rasori, qu'il a très-sagement appréciée, et dont il a judicieusement extrait les idées fondamentales : il a fait remarquer qu'en somme le contro-stimulisme considère presque toutes les maladies comme sthéniques ou avec excès de stimulus, puisqu'il emploie presque constamment les contro-stimulans ou débilitans indirects; et qu'il ne reconnaît qu'un très-petit nombre de stimulans. Il a fait voir que l'usage des excitans employés comme contro-stimulans n'était autre chose que l'espèce de tâtonnement auquel on a souvent recours en médecine, *à juvantibus et lædentibus*. D'ailleurs, dans sa pratique, il ne prodigue pas ces médicamens appelés héroïques et dont les effets ne sont jamais indifférens ; il préfère attendre ainsi que nous l'avons déjà dit, toutes les fois que l'indication d'agir ne se présente pas d'une manière bien évidente.

La question de savoir s'il y a des maladies générales a été abordée, par M. Cayol, d'une manière qui mérite d'être examinée. « Toute maladie, dit-il, est une réaction de l'or-
» ganisme contre *quelque chose* qui nuit. Cette réaction
» peut être générale ou locale. La réaction générale (qui

» n'est autre chose que la fièvre), a pour agens le cœur
» et les centres nerveux. La réaction locale s'exerce uni-
» quement par les nerfs et les vaisseaux de la partie af-
» fectée : c'est proprement une fièvre locale. On peut
» étudier tous les phénomènes et les divers modes de la
» réaction locale dans les plaies, les contusions, les tu-
» meurs, en un mot dans toutes les lésions physiques pro-
» duites directement par des agens extérieurs. Toute
» réaction locale peut devenir cause d'une réaction géné-
» rale ou fièvre. Mais il ne faut pas conclure, de ce fait
» incontestable, que la fièvre soit toujours le résultat d'une
» affection primitivement locale, ou, comme on l'a dit,
» d'*un point d'irritation*. Car, si l'on considère d'une ma-
» nière générale les causes du plus grand nombre des
» maladies aiguës, et surtout des maladies populaires ou
» épidémiques (vicissitudes atmosphériques, affections mo-
» rales, miasmes, virus, principes contagieux), il est
» impossible de ne pas voir l'action directe de ces causes
» sur le cœur et les centres nerveux. Si, d'un autre côté,
» on considère l'ordre et la succession des phénomènes
» pathologiques, on voit la réaction générale ou fièvre
» précéder l'affection locale. Si dans quelques cas de ma-
» ladies très-aiguës la succession est si rapide qu'on pour-
» rait croire à la simultanéité, nous en voyons d'autres,
» telles que les fièvres éruptives et les fièvres intermittentes,
» où il n'est pas possible de se méprendre : ici il faut re-
» noncer à la théorie des *localistes* exclusifs, ou bien ad-
» mettre que l'effet précède la cause, ce qui serait par trop
» absurde. Il y a donc des réactions de l'organisme primi-
» tivement locales. Mais il y a aussi des réactions primiti-
» vement générales, ou en d'autres termes des fièvres
» primitives ou essentielles. »

Ce sont là des faits établis par l'observation journalière,

de même que cette physionomie spéciale, inflammatoire, bilieuse ou nerveuse, que présentent les maladies aiguës, et qu'on a désigné sous le nom de diathèse, c'est-à-dire, disposition particulière de l'organisme dans l'état de maladie, disposition qu'on ne peut pas plus révoquer en doute que les tempéramens naturels ou acquis. L'indication thérapeutique, fournie par la diathèse, est la plus sûre de toutes ; et, lorsqu'on a le bonheur de la saisir, on est sûr de mettre le malade dans les conditions les plus favorables à la guérison.

Nous avons cru d'autant plus convenable de reproduire les idées de M. Cayol, qu'elles nous ramènent à une manière de procéder déjà ancienne et trop abandonnée. Ce n'est qu'en examinant ce que nos devanciers nous ont laissé, et ce que nous présentent nos contemporains, et en y choisissant ce qui est appuyé sur l'expérience et l'observation, qu'on arrivera au perfectionnement de la médecine, auquel rien d'exclusif ne saurait conduire.

C'est pendant les mois de mai et de juin que nous avons suivi la clinique de M. Cayol ; et pendant ce temps nous avons vu se succéder, dans ses salles, les maladies communes à cette époque, savoir des fièvres continues dont plusieurs ont présenté des caractères de gravité, des fièvres intermittentes, des fièvres éruptives, des inflammations de poitrine, des rhumatismes ; en outre, des affections diverses qui se sont présentées isolément et dont chacune a fourni au professeur le sujet de leçons auxquelles nous nous félicitons d'avoir assisté.

Dans le traitement des fièvres continues, simples et bénignes, M. Cayol suit une méthode le plus ordinairement expectante, et à moins d'indications bien tranchées, il laisse à la nature le soin de la guérison. Cette conduite est encore la sienne dans les fièvres graves et compliquées, où, comme

tous les bons praticiens, il pense que le pouvoir de la médecine est douteux, où des indications contraires se présentent à remplir en même temps, et ne permettent jamais
d'agir énergiquement dans un sens ou dans l'autre. Dans
ces affections, en effet, dit le professeur, à l'occasion d'une
malade alors dans les salles, nous observons pour principal
caractère une débilité physique et morale, dépendante d'une
lésion du cerveau dont la cause nous est inconnue, ainsi que
la nature, mais dont le résultat appréciable est la diminu-
tion de l'innervation, à quoi se réunissent des douleurs
locales et des évacuations morbides, résultats de diverses
lésions, soit primitives, soit consécutives du canal intestinal. Les débilitans sont directement nuisibles à cause de
l'énervation, et les toniques ne peuvent être administrés
à l'intérieur à cause de l'irritabilité des voies digestives.
Que faire donc ? s'en tenir aux moyens hygiéniques, parmi
lesquelles on ne doit point négliger les moyens moraux pour
relever le ton de l'organisme ; varier les boissons suivant
le goût et les dispositions du malade ; enfin avoir les yeux
sur les mouvemens critiques ; et, lorsque ceux-ci se montrent
avec une apparence favorable, les respecter et suspendre
toute espèce de moyen actif, que, même administré dans
la vue de les seconder, pourrait en arrêter le cours ; car
souvent la nature repousse les secours qu'on lui offre en
pareil cas.

Quelques fièvres intermittentes se sont montrées : elles
ont été peu opiniâtres, comme cela arrive presque toujours
à Paris. M. Cayol a fait remarquer aux élèves que les fièvres
intermittentes, considérées sous le rapport pratique, se di-
visaient naturellement en deux classes : les unes, nées sous
l'influence des causes générales des maladies aiguës, ne s'accompagnent presque jamais de grands désordres, et guérissant soit d'elles-mêmes après un certain nombre d'accès,

soit par l'effet de moyens curatifs divers ; les autres produites par les émanations marécageuses, présentant un caractère remarquable d'opiniâtreté, récidivant après avoir
été guéries, laissant après elles des engorgemens de la rate
et d'autres lésions, enfin exigeant pour leur traitement la
médication spécifique de quinquina. M. Cayol considère les
fièvres intermittentes comme des fièvres essentielles, dont
il rapproche également les fièvres éruptives (maladies cutanées aiguës), fondé sur ce que, dans les uns et les autres,
la fièvre précède constamment les symptômes d'affection
locale. Il a donné d'ailleurs les préceptes les plus sages sur
le traitement des fièvres intermittentes : il a fait voir que, si
l'on possède un moyen empirique contre l'intermittence,
son administration ne saurait cependant avoir de succès
que quand on s'est bien assuré de son opportunité, et
qu'on la fait naître par des médications préparatoires,
qui devront être, suivant le cas, débilitantes, évacuan-
tes, etc.

Si les affections de poitrine n'obtiennent pas de M. Cayol
cette attention exclusive que leur accordait Laënnec, elles
sont loin d'être négligées. Les méthodes diverses d'exploration sont mises en œuvre et enseignées aux élèves avec
le plus grand soin, en même temps qu'on leur enseigne à
les allier ensemble pour arriver à un diagnostic qui est
souvent difficile à obtenir, malgré la multiplicité de ces
ressources ; tant est grande la variété des lésions diverses
qui peuvent se succéder ou se compliquer ! M. Cayol nous
a paru, dans ces maladies, suivre une méthode de traitement
très-convenable, et réunir à une sage expectation des dé-
terminations fermes et énergiques. Sa conduite, dans diverses circonstances, a dû prouver aux assistans que son
expectation est bien volontaire, et n'est pas, comme chez
quelques médecins, le résultat d'une timidité, née de l'i-

gnorance de la portée des moyens thérapeutiques. Ainsi,
M. Cayol, dans les phlegmasies aiguës de la poitrine, manie
et coordonne avec habileté les évacuations sanguines, les
révulsifs et les autres moyens. Nous l'avons vu, dans un
cas de pleurésie chronique, pratiquer l'opération de la
paracenthèse thoracique. Rendant compte des motifs qui
l'avaient déterminé à cette opération, et qui lui avaient
dicté le choix de la méthode, il a donné quelques considérations qui méritent d'être reproduites. Le malade,
dont nous ne pouvons retracer l'histoire entière, après
avoir présenté les signes non équivoques d'un épanchement pleurétique, avait obtenu une amélioration sensible
et un commencement de résorption, sous l'influence d'un
traitement approprié, lorsqu'un écart de régime amena
une augmentation si rapide de la collection séro-purulente,
que la poitrine subit une dilatation considérable du côté
affecté, et qu'une suffocation imminente se manifesta. Cet
état de choses parut au professeur devoir amener prochainement une terminaison funeste, et ce fut ce qui le dé-
cida à employer un moyen énergique et prompt. Il con-
sidéra que l'épanchement était venu d'une manière trop
rapide pour que le poumon fût enveloppé de fausses membranes assez denses pour s'opposer à ce qu'il reprît son
volume; et, regardant l'introduction de l'air dans la cavité
de la plèvre comme une circonstance fâcheuse, il se servit
d'un trocart fin qu'il plongea dans le septième espace in-
tercostal. L'étroitesse de la canule ne lui parut pas une
circonstance défavorable, quoiqu'elle dût s'opposer à
l'issue des flocons albumineux, parce que ces corps tendent
à s'organiser et ne peuvent être considérés comme étrangers. Dans cette leçon fort remarquable, M. Cayol a jugé
avec beaucoup de sagesse l'opération de la paracenthèse
thoracique, fixé les cas qui l'exigent, et la méthode qu'on

doit préférer. Le succès a couronné ses efforts ; mais quelque pût être le résultat, le praticien s'était conduit de manière à mériter l'approbation des hommes éclairés, qui la refusent, même après la réussite, à l'ignorante témérité.

Les notes que nous avons recueillies à cette Clinique nous fournirent des cas nombreux de diagnostic et de traitement propres à justifier, s'il en était besoin, l'opinion que nous avons exprimée sur M. Cayol, et qui le montraient toujours prudent, judicieux, et éloigné de tout esprit de système ; enfin, remplissant ses fonctions de la manière la plus satisfaisante. Nous terminerons cet article par quelques mots sur un cas de *delirium tremens* qui s'est présenté dans les salles de la Clinique, et qui fut traité avec beaucoup de succès par l'opium. Un homme habitué à l'ivrognerie, fut apporté à l'hôpital, à la suite d'une indigestion, ayant un délire violent, accompagné de propos érotiques et de tremblement ; une saignée, pratiquée au début, n'eut pas de succès. On eut recours alors à l'administration de l'opium, qui n'amena pas un soulagement immédiat. Tel était même l'état du malade, que le professeur, craignant de s'être laissé induire en erreur, avait cru devoir revenir à la première médication et prescrire l'application de sangsues à l'épigastre. Mais, au moment où l'on vint pour exécuter cette prescription, on trouva le malade dormant d'un sommeil paisible et profond ; l'usage de l'opium fut continué à dose assez considérable pour produire des accidens, si son emploi n'eût pas été indiqué ; il fut suivi des meilleurs effets et de la guérison complète. Ce fait, dont la simple exposition eût été déjà fort curieuse, l'est devenue plus encore par le rapprochement de faits semblables précédemment observés, et par des considérations intéressantes sur le rapport qui existe, soit entre les effets de certains médicamens et les phénomènes spontanés de certaines maladies ; par exemple,

sur la manière dont est supporté l'opium dans le tétanos ;
et sur celui qui existe entre la modification exercée sur les
organes par telle substance médicamenteuse ou vénéneuse,
et une modification contraire, produite par un autre agent,
comme on l'observe dans la colique de plomb, à la suite
des purgatifs ; dans le délire avec tremblement qui suit
l'abus des liqueurs alcooliques, par l'administration de l'o-
pium ; et dans l'ivresse par celle de l'ammoniaque et de son
acétate. Cependant M. Cayol admet avec réserve ces faits, et
ne les prend que comme base du traitement que dans les
cas où l'évidence l'y détermine. Ainsi, chez le malade en
question, il a jugé prudent, l'indication offrant quelque équivoque, de faire précéder un traitement anti-phlogistique.
De même dans la colique de plomb, nous l'avons vu tenter
d'abord le traitement par les simples adoucissans et les laxa-
tifs, et ne recourir que dans les cas graves, au traitement
de la Charité. Nous n'avons pas vu, sans quelque regret,
nous devons l'avouer, M. Cayol suivre cet absurde traitement, tout efficace qu'il est. En convenant que la méthode
éméto-purgative est salutaire dans un grand nombre de cas
où toute autre médication reste inefficace, nous ne pouvons
que faire des vœux pour qu'on substitue à cette informe et
incohérente macédoine de drogues, dont nous ne tenterons
pas ici de faire ressortir les défauts trop nombreux, des
agens analogues, mais disposés d'une manière conforme
aux règles de la physiologie et de la pharmacie.

Nous souhaiterions aussi que M. Cayol prît en considération les travaux modernes sur la maladie vénérienne.
Nous ne doutons pas qu'alors il ne modifiât singulièrement ses opinions à ce sujet : nous avons trop bien appris
à le connaître pour croire un instant qu'il se refusât à
l'évidence.

Les différences entre les divers praticiens sont peu tranchées quand il s'agit des mêmes affections ; et , à l'exception de quelques variétés dans les doctrines influant assez
peu sur les applications, la pratique de la médecine dans
les hôpitaux présente assez d'accord et d'uniformité. Aussi
les hôpitaux spéciaux sont-ils ceux qui offrent le plus d'intérêt, de nouveauté, et sur lesquels nous nous plaisons
davantage à fixer les regards de nos lecteurs. Celui des
Enfans-Malades , appelé vulgairement l'Enfant Jésus, où
l'on reçoit tous les enfans depuis le sevrage jusqu'à l'âge de
seize ans, quelle que soit leur maladie , est un de ceux où le
médecin observateur trouve le plus de sujets d'étude et de
méditation. Cet établissement unique en Europe , et que
les médecins étrangers visitent avec empressement, prouve
combien nous possédons peu de connaissances positives, et
combien nos règles, prétendues générales , peuvent recevoir d'exceptions. Il serait difficile de trouver une situation
plus convenable, un local plus vaste, mieux aéré, plus
éloigné de tout foyer d'émanations malfaisantes ; les bâtimens y sont bien disposés, le régime alimentaire y est bon.
On y trouve des bains simples, et appareils fumigatoires ;
une vacherie ; de vastes jardins, qui fournissent en abondance
des légumes et des fruits de bonne qualité, et, en même
temps, un moyen d'exercice pour les enfans qui ne gardent
pas le lit. On isole dans des chambres particulières les malades
dont les affections sont contagieuses ou supposées telles ;
les latrines sont placées de manière à ne donner aucune
mauvaise odeur ; les salles ne sont point encombrées ; elles
sont abritées du vent et du soleil, suffisamment réchauffées
par des poëles, des calorifères, des cheminées ; tous les
services enfin se font de la manière la plus satisfaisante ;
et cependant, malgré ces conditions favorables, malgré le
zèle et le talent des médecins, la mortalité y est effrayante,

et la plupart des enfans qui y sont amenés pour des maladies légères, en contractent de graves pendant leur séjour,
et y succombent souvent. A quoi cela tient-il? on n'a pu le
découvrir encore. Disons cependant que, outre l'insalu-
brité, résultat inévitable d'un aussi grand rassemblement
d'enfans de la basse classe, on doit mettre au nombre des
causes propres à expliquer une aussi déplorable mortalité,
l'incurie ou la tendresse mal-entendue des parens, qui ne
consentent pour l'ordinaire à se séparer de leurs enfans que
lorsque déjà l'espérance les abandonne. Croirait-on, par
exemple, que plus d'un cinquième des enfans amenés à
l'hôpital périt dans les six premiers jours de leur entrée.
Ajoutons encore que la plupart des parens, imbus de ce
préjugé que les enfans ne peuvent supporter la diète quand
ils sont malades, inventent mille ruses pour tromper la
surveillance, cependant très-sévère, qu'on exerce à la porte
les jours d'entrée, et bourrent leurs enfans d'alimens presque toujours dangereux, ou du moins jamais utiles. Leur
aveuglement à cet égard est tel que, quand leurs propres
enfans, guidés par un instinct salutaire, refusent ces alimens, il est rare qu'ils manquent de les faire accepter aux
voisins. Tous les ans on voit succomber, d'une manière
rapide et inopinée, par suite de cette absurde conduite,
un grand nombre d'enfans atteints de maladies graves, ou
même déjà entrés en convalescence. Enfin il en est d'autres qui, sortis de l'hôpital en voie de guérison, et contre
le gré des médecins, n'y sont ramenés que quand toutes
les ressources de l'art sont devenues inutiles.

Dans cet article, nous nous occuperons de la clinique de
M. Guersent, qui fait, chaque année, des conférences fort
suivies sur les maladies des enfans, conférences dont le
mérite généralement apprécié est un des titres nombreux
que cet homme, aussi laborieux que distingué, présente

à l'estime de ses confrères et à la confiance publique. Chargé d'une clientelle nombreuse, d'un service à la Faculté, et de celui de médecin d'hôpital, et d'un enseignement clinique, cet honorable médecin trouve du temps pour remplir tous ses devoirs, et se ferait conscience d'en négliger aucun.

C'est seulement pendant la belle saison que M. Guersent fait son cours de clinique, dont la durée est de trois ou quatre mois. Après la visite, qu'il fait de la manière la plus convenable, et dans laquelle il expose à ses auditeurs le diagnostic, le prognostic et le traitement des maladies qu'ils ont sous les yeux, il fait une leçon d'une heure environ, dont la première moitié est consacrée à parler des maladies actuellement dans les salles, et qui deviennent l'objet de détails nouveaux de comparaisons et de remarques pratiques. Dans la seconde portion de la séance, M. Guersent a coutume de faire l'histoire des maladies des enfans, non d'après un ordre systématique, mais suivant que les circonstances rassemblent dans sa division un nombre plus ou moins considérable d'échantillons, si l'on peut ainsi dire, de la maladie dont il s'occupe. Cette manière d'enseigner, dans laquelle les sens sont frappés et fixent les objets dans la mémoire, offre des avantages qui seront facilement appréciés, et nous voyons avec plaisir plusieurs praticiens, parmi lesquels nous citerons M. Cullerier, l'adopter dans leurs cours de clinique.

Presque toutes les maladies qui se rencontrent dans les hôpitaux d'adultes peuvent être observées dans l'établissement qui nous occupe; mais les affections qu'on y voit le plus communément sont les phlegmasies, et surtout celles des organes digestifs et celles de l'appareil respiratoire. C'est là qu'on voit bien plus fréquemment qu'ailleurs les diverses espèces de stomatites et d'angines pultacées crêmeuses, couenneuses, avec ou sans croup ; les angines gangréneuses et la gangrène des gencives, et des parois de la bouche ; les gastrites et les entérites superficielles ou profondes, avec ou sans ramollissement ; simples ou compliquées, ulcéreuses ou pustuleuses, aiguës ou chroniques ; les mésentérites simples ou tuberculeuses ; les péritonites, surtout à l'état chronique. Les inflammations franches de la rate et du foie y sont assez rares ; il n'y a pas d'exemple, dit-on, de calculs biliaires ; au contraire, les dégénération graisseuse et tuberculeuse du foie y sont assez communes.

À l'exception des maladies congénitales, les organes circulatoires présentent fort rarement des altérations, surtout dans la première enfance, les péricardites et les pleurésies s'y voient assez souvent, mais beaucoup moins que les bronchites simples, capillaires et convulsives (coqueluches). Les pneumasies aiguës et chroniques, franches, et surtout latentes, s'offrent là presque journellement à l'observation.

Chaque année la phthisie y moissonne un grand nombre d'enfans, et généralement plus de filles que de garçons. Le docteur Louis a remarqué la même proportion chez les adultes.

Les méningites, particulièrement celles de la base ; les encéphalites, les ramollissemens, les fièvres ataxiques, les convulsions s'y montrent avec des nuances très-différentes suivant les âges. La chorée, l'épilepsie, l'hystérie, et beaucoup d'autres affections des appareils cérébral et cérébro-spinal, s'y présentent sous toutes les formes. Mais, quoiqu'on rencontre fréquemment des vers dans le canal intestinal, on n'observe guère d'accidens graves occasionés par leur présence et guéris par leur expulsion, comme les auteurs en rapportent de nombreux exemples, et comme des médecins, et surtout des médecins américains, disent avoir eu souvent occasion de le constater.

Les maladies des yeux et des paupières s'y varient à l'infini; on y voit de temps en temps des coryza couenneux, des otites et des otorrhées. La variole, la rougeole, la scarlatine et les autres exanthèmes aigus y sont observés presque toute l'année, et par fois y sévissent d'une manière épidémique, et font de nombreuses victimes. On y rencontre des fièvres intermittentes ou rémittentes de différens types, avec ou sans complication; enfin, on peut toujours y voir cette foule d'affections cutanées chroniques, designées sous la dénomination vulgaire de dartres, de gale, de teigne, etc. Des services séparés sont consacrés à ces divers genres de maladies, et on peut en faire une étude approfondie, comparer entre elles leurs différentes formes, les complications qu'elles affectent spécialement, et apprécier les résultats du sens, tant hygiéniques que médicamenteux, que l'on emploie tour-à-tour ou simultanément pour les combattre.

Tous les enfans admis à l'hôpital, et chez lesquels on ne trouve pas de traces évidentes de variole ou de vaccine, sont vaccinés le plus promptement possible. Ceux qui viennent avec la variole, ou qui en sont atteints pendant leur séjour, sont placés de suite dans des salles particulières pour que la contagion ne fasse pas de progrès.

La manière dont le docteur Guersent fait la médecine est des plus simples, et telle qu'elle peut être proposée pour modèle. Nous croyons que les élèves feront bien de suivre ses leçons cliniques, non pas seulement pour étudier une spécialité qui ne se rencontre que dans cet établissement, mais encore pour y prendre une excellente direction pratique, et dont ils trouveront à faire d'utiles applications aussi bien sur les adultes que sur les enfans qui seront confiés plus tard à leurs soins. Habitué à traiter des sujets qui ne peuvent donner aucun renseignement, ou qui n'en donnent que de très-incomplets ; M. Guersent a contracté l'habitude d'examiner avec soin, et de s'éclairer presque exclusivement par le témoignage de ses sens ; aussi dit-il lui-même que, chez les enfans, il faut faire la médecine vétérinaire, au moins sous le rapport du diagnostic. En suivant ce médecin, on est forcé de lui reconnaître une grande sagacité, et une précision remarquable dans l'investigation des maladies, et dans l'appréciation de leurs symptômes.

On gagnerait beaucoup, et c'est d'ailleurs la manière dont procèdent la plupart des bons praticiens, si l'on accordait plus de confiance à ce qu'on observe par soi-même qu'à ce qu'on peut apprendre par les rapports, le plus souvent inexacts, et quelquefois mensongers, des maladies ; et l'exploration attentive et comparée des organes fournit de vives lumières à celui qui sait les interroger convenablement, sans négliger cependant les renseignemens qu'on peut obtenir d'ailleurs. La manière dont procède M. Guersent mérite d'être proposée pour modèle, et nous regrettons de ne pouvoir en consigner ici le tableau et en développer tous les avantages.

La thérapeutique est simple et rationnelle, comme l'est généralement celle des médecins qui ont beaucoup vu, et qui ont beaucoup examiné les faits qui se sont présentés à eux. Il a d'ailleurs sur un grand nombre de praticiens l'avantage d'avoir fait une étude toute particulière et expérimentale des divers agens qu'on oppose aux maladies dans la vue d'en modifier la marche. De cette direction habituelle de ses travaux et de ses méditations, est résultée pour lui une grande prudence, et en même temps une sage défiance des ressources de la médecine. M. Guersent pense et enseigne que la plupart des médecins s'exagèrent la puis-

sance des agens thérapeutiques ; que les modifications qu'il
impriment à l'économie animale ne sont pas, à beaucoup
près, aussi nombreuses qu'on serait porté à le croire d'a-
près l'effrayante multitude de médicamens vantés de toutes
parts ; et qu'il n'existe qu'un petit nombre de médication
élémentaires ou primitives, qu'on peut opérer au moyen
d'agens en apparence différens, mais analogues dans leurs
résultats ; qu'enfin, dans une foule de circonstances où l'on
croit avoir agi contre la maladie, le hasard vient découvrir
que c'est à la marche naturelle des choses, et non au traitement employé, que sont dus les phénomènes qui se présentent à l'observateur. Ne voit-on pas en effet une amélioration sensible, survenue dans l'état d'un malade qui n'a
pas exécuté la prescription du médecin ; une sécrétion
d'urines abondantes avoir lieu chez celui auquel on a donné
des sudorifiques ; et la transpiration cutanée augmenter
notablement chez un sujet soumis à l'action des diurétiques
réputés les plus énergiques ?

Aussi n'est-ce pas près de M. Guersent qu'il faut se rendre, si l'on veut voir ces merveilleux traitémens qui enchaî-
nent la marche des maladies, et les ramènent dociles et
soumises dans la voie que le praticien leur a tracée en
maître ? et c'est une raison pour que nous considérions ses
leçons comme plus profitables, sous tous les rapports, aux
élèves et aux jeunes médecins que celles des professeurs
qui croient devoir suivre une route opposée. Il ne faut pas
croire cependant que M. Guersent néglige l'application
méthodique et opportune des moyens dont l'expérience a
consacré l'utilité dans les maladies, et qu'il se borne à une
insignifiante expectation. Au contraire, plus il se défie des
annonces trompeuses dont sont remplis les Traités de matière médicale, plus il emploie avec énergie les agens thérapeutiques bien éprouvés, lorsque l'indication se présente

avec évidence. Mais quand il juge convenable d'employer tel ou tel médicament, loin de l'associer avec plusieurs autres dont les propriétés sont plus ou moins différentes, ou même opposées, il l'administre seul et de manière à en pouvoir apprécier les effets.

Pendant le temps que nous avons suivi la clinique de M. Guersent, des maladies intéressantes ont passé sous les yeux de ses auditeurs, et ont donné lieu à d'utiles leçons. Nous devons cependant nous empresser d'ajouter que ce médecin ne choisit pas les malades pour son enseignement, et qu'il sait tirer parti, pour l'instruction des élèves, de tous les cas qui se présentent à lui, soit en appelant leur attention sur les affections graves qu'on rencontre de temps en temps, soit en leur signalant les traits caractéristiques des maladies les plus ordinaires, et en les groupant de manière à en tracer l'histoire générale.

Les phlegmasies sont communes chez les enfans, et surtout celles de la membrane muqueuse gastro-pulmonaire; aussi les gastro-entérites de différente espèce se montrent-elles fréquemment dans les salles de M. Guersent; mais rarement ces affections sont exemptes de complication, et, dans la plupart des cas, on les voit accompagnées d'autres maladies, soit des organes parenchymateux, soit de la peau. Quant au traitement, il ne présente rien de particulier; seulement, malgré l'autorité d'Hippocrate, servilement copié par tant d'auteurs, M. Guersent pense et professe que les enfans supportent mieux la diète que ne l'a dit le père de la médecine, et que même elle leur est souvent indispensable et constitue quelquefois presque l'unique moyen qu'on puisse employer dans leurs maladies. Il emploie rarement les vomitifs, qu'il considère en général comme nuisibles dans les affections gastro-intestinales désignées sous le nom d'embarras gastriques, et qui souvent dépendent des phlegmasies latentes. C'est ce que l'ouverture du corps fit reconnaître chez un enfant qui, avant son entrée à l'hôpital, avait pris un vomitif pour un état de malaise équivoque, et qui n'avait point présenté de symptômes propres à faire soupçonner l'inflammation gastro-intestinale dont on put alors constater l'existence. Mais si M. Guersent repousse en pareille circonstance l'emploi des vomitifs, il est des cas où il sait les appliquer avec avantage, dans différentes maladies.

Il y a long-temps déjà que ce médecin avait observé l'entérite pustuleuse décrite depuis sous les noms de dothinentérite, affection typhoïde, etc. Voici les idées que nous lui avons entendu exprimer sur la nature, le siége et le traitement de cette affection, sur laquelle les travaux de savans estimables ont jeté beaucoup de lumières. D'après lui, l'éruption intestinale constitue le phénomène principal de la maladie, quoique cependant elle ne soit pas toujours en rapport avec l'intensité des symptômes ; elle doit avoir une certaine durée comme les autres exanthèmes, durée sur laquelle le traitement n'a pas d'influence directe et bien évidente. C'est elle qui doit fixer spécialement l'attention, quoiqu'on ne doive pas négliger les congestions diverses qui s'établissent incidemment vers le cerveau, le poumon, ou tel autre organe, et qu'une exploration soigneuse fait reconnaître. Nous n'avons pas entendu M. Guersent s'expliquer sur la question de savoir si la dothinentérite est contagieuse, et si, comme le soutiennent à présent des observateurs recommandables, elle s'accompagne de l'altération des liquides. Quoi qu'il en soit, M. Guersent pense que les malades doivent être abandonnés à la nature, et que le médecin doit se borner à un traitement tout d'hygiène et d'observation. Il blâme également les saignées multipliées et l'usage précoce ou immodéré des toniques ; il ne pense pas que la douleur constitue à elle seule un motif suffisant de recourir aux évacuations sanguines ; comme il croit que l'abus des toniques contribuait, pour beaucoup, à produire cet état fuligineux de la langue, considéré jadis comme le signe essentiel de la fièvre adynamique ; et qu'on n'a plus observé aussi fréquemment depuis que la thérapeutique a pris une autre direction. D'ailleurs, et c'est l'opinion d'un assez grand nombre de praticiens, M. Guersent attribue la sécheresse de la langue à ce que les malades ont souvent la bouche ouverte, et fait remarquer qu'il suffit, dans un grand nombre de cas, de la leur faire fermer quelques instans ; pour voir la langue redevenir humide et souple. S'il recommande, comme un point important, d'entretenir la liberté du ventre, et d'entraîner au dehors le produit de la suppuration intestinale dont la résorption ne peut avoir que de mauvais effets, il ne partage pas l'opinion, émise autrefois par M. Bretonneau, et déjà, dit-on, abandonnée par lui, sur l'utilité des sels neutres administrés dans le cours de la maladie en question. Au contraire, l'expérience lui a démontré l'utilité des bains, qui favorisent doucement et sans secousses l'action de la peau ; et cette pratique lui paraît préférable à celle qui consiste à stimuler violemment l'enveloppe cutanée par des vésicatoires et des sinapismes, dont le résultat est de provoquer des réactions souvent graves dans leurs conséquences. La méthode employée par M. Guersent est celle que l'observation et l'expérience ont fait adopter à la plupart des praticiens ; elle mériterait la préférence par son innocuité, quand ses succès d'ailleurs ne la lui assureraient pas.

Malgré les soins qu'on prend pour la propagation de la vaccine, on a souvent occasion à l'Hôpital des Enfans d'observer la variole, dont plusieurs cas se sont offerts à nous pendant nos visites dans cet hôpital, et quelques-unes chez des sujets précédemment vaccinés. C'est alors que nous avons entendu le professeur exprimer son opinion sur la varioloïde, qu'il n'admet pas comme maladie spéciale, mais comme une simple variété de la variole. Nous n'avons pas été convaincu par les raisons qu'il a données, et que nous ne pouvons reproduire ici, sans entrer dans une longue discussion. D'ailleurs, ce praticien n'envisage pas la variole sous un point de vue qui lui soit particulier ; il la traite par les adoucissans, les moyens hygiéniques, et se tient surtout en garde contre les phlegmasies viscérales ou membraneuses, évidentes, et plus souvent latentes, qui viennens la compliquer et qui la rendent plus dangereuse. Cependant il emploie avec avantage quelques excitans chez les sujets débiles, et quand l'éruption se fait avec difficulté ; mais il enseigne également que les cas où cette médication est applicable ne sont pas, à beaucoup près, les plus communs. Elle reste d'ailleurs sans succès lorsque la variole se termine par ulcération, et s'accompagne de gangrène.

Ce sont aussi les phlegmasies des organes thoraciques et abdominaux, et qui le plus souvent s'établissent d'une manière obscure, qui font le danger des divers exanthèmes cutanés aigus, et notamment de la rougeole. C'est pour cela que M. Guersent recommande à ses auditeurs, en pareille circonstance, d'explorer chaque jour, et avec un soin minutieux, les cavités splanchniques. Les faits qui ont passé sou nos yeux nous auraient convaincu de l'utilité de cette pratique, si cela eût été nécessaire ; car la plupart des rougeoles ont été suivies de pneumonies, qu'il a fallu combattre assez énergiquement, et dont quelques-unes même ont été suivies d'une terminaison funeste. Le traitement nous a paru offrir cela de spécial, que les irritans externes et notamment les vésicatoires, y sont plus avantageux que dans d'autres circonstances.

Dans la plupart des exanthèmes aigus et fébriles, le trai-

tement consiste dans le régime, sauf les cas de complication; M. Guersent considère ces affections comme tendant
en général vers une terminaison favorable.

Un cas de zona s'est présenté à nous, et a fourni au professeur l'occasion de faire remarquer que cette affection,
ordinairement douloureuse, pouvait quelquefois avoir lieu
sans douleur; que l'usage des émolliens y est rarement favorable, et présente l'inconvénient d'accélérer la rupture des
pustules et l'ulcération de la peau qu'on a ensuite beaucoup
peine de à guérir. Il préfère saupoudrer d'amidon les parties
malades, et se borne d'ailleurs au traitement adoucissant.
Ce traitement est encore celui qui convient le mieux dans la
maladie connue sous le nom de purpura ou hémacélinose,
improprement appelée par quelques-uns scorbut de terre,
et sur laquelle M. Guersent est entré dans des détails assez
étendus. Cette maladie est commune, mais souvent elle a
été mal observée. Elle est particulière à l'enfance, et plus
fréquente dans le sexe féminin, entre l'âge de la première
dentition et celui de la puberté, et présente cela de particulier, qu'outre des taches rouges répandues à la surface
du corps, accompagnés de quelques symptômes généraux,
il s'y manifeste des hémorrhagies par différens points des
membranes muqueuses, et même dans quelques cas rares,
par la peau. A l'ouverture du corps, car la mort survient
quelquefois par suite de complications diverses de congestions ou de phlegmasies, surtout des organes respiratoires,
on trouve le tissu cellulaire sous-muqueux et sous-cutané
gorgé de sang liquide. Le traitement de cette maladie varie
suivant l'idée différente que les praticiens se sont faite de sa
nature et de ses causes. M. Guersent, guidé par son expérience, préfère le traitement d'expectation avec l'usage des
boissons acidulées, d'un régime végétal et peu substantiel. Quelquefois il emploie la saignée. Il n'approuve pas

les Anglais, qui attaquent le purpura par des purgatifs
répétés, et ne se sert de ces agens thérapeutiques que quand
il existe quelque congestion pulmonaire ou autre. Chez
les sujets où la maladie s'accompagne de faiblesse et de
prostration, quelques toniques, et principalement le quinquina, lui semblent applicables, mais sans présenter beaucoup de chances de succès. La réussite est plus douteuse
encore quand il y a complication de variole. Les anti-scor-
butiques, vantés par quelques-uns dans le purpura, y sont
essentiellement nuisibles, et même leur emploi dans la
convalescence a suffi plusieurs fois pour provoquer une
rechute.

Il règne dans les salles de l'Hôpital des Enfans, et d'une
manière en quelque sorte endémique, une affection catarrhale qui commence par les yeux, qui s'étend au nez et
aux bronches, et qui finit presque toujours par amener
une pneumonie latente. Cette maladie est peu améliorée par
les anti-phlogistiques; et les révulsifs n'y sont pas plus avantageux. Sa cause paraît être dans l'atmosphère viciée que
respirent les petits malades; aussi M. Guersent pense-t-il
que le séjour dans les salles leur est très-fâcheux, et vou-
drait qu'au lieu d'être ainsi réunis, les enfans fussent dis-
séminés dans les hôpitaux ordinaires. Ce n'est pas ici le lieu
de faire ressortir les inconvéniens graves qui viendraient
balancer les avantages d'une pareille mesure.

Outre ce catarrhe pneumonique, comme l'appelle M. Guersent, il se montre un grand nombre de pneumonies consécutives à la rougeole; elles sont ordinairement graves,
et sont fréquemment suivies de la formation de tubercules
pulmonaires et bronchiques, qui passent à la suppuration
avec une extrême rapidité. Il se manifeste encore d'autres pneumonies qui ne reconnaissent pas la même origine, mais qui sont généralement graves, quand elles sont

compliquées d'autres phlegmasies. Beaucoup d'inflammations pulmonaires chez les enfans se développent avec lenteur, et ne s'accompagnent d'aucun signe propre à faire
reconnaître leur existence ; l'auscultation elle-même est
en défaut, et souvent l'ouverture du corps seule vient
les révéler au médecin surpris. M. Guersent, dans cette
maladie, emploie largement la saignée, tant générale
que locale, et surtout la première. Il y a beaucoup de
médecins qui la prescrivent avec moins de hardiesse
chez les adultes. Cette pratique lui réussit bien, ainsi que
les exutoires énergiques, tels que le séton appliqué sur les
côtés de la poitrine. Nous regrettons que l'espace ne nous
permette pas de reproduire les excellentes leçons de
M. Guersent sur la pneumonie ; mais nous préférons présenter à nos lecteurs ses opinions sur deux maladies plus
particulières à l'enfance, savoir, la coqueluche et la laryngite striduleuse, vulgairement appelée faux croup, et à laquelle doivent, d'après lui, être rapportées la plupart et
peut-être la totalité des observations de croup guéri. Cette distinction n'est pas stérile ; dans le cas de faux croup, en effet,
les accidens se dissipent promptement, soit d'eux-mêmes,
soit par un traitement simple ; au contraire, dans le croup,
il est bien rare que la terminaison ne soit pas funeste,
si même elle peut être jamais heureuse. D'ailleurs, le faux
croup, qui est la maladie décrite par Millar sous le nom
d'asthme aigu, est une maladie propre aux enfans, qui les
atteint brusquement et au milieu de la santé la plus par-
faite ; qui débute le soir et au milieu de la nuit par un
étranglement, une suffocation et une toux sonore comme
l'aboiement d'un chien, et ressemblant à celle qui résulte
de la présence d'un corps étranger dans le larynx. L'enfant
cherche à crier, et les efforts qu'il fait augmentent la rau-
cité de la voix et la décomposition des traits de la face.

Cependant, malgré la gravité apparente des symptômes, tout rentre bientôt dans l'ordre, et il ne reste qu'un peu d'enrouement. Il n'y a pas de fièvre. Souvent cette affection se complique de bronchite, de laryngite ou de pneumonie ; quelquefois aussi d'angine pseudo-membraneuse. Ce sont des cas graves, et dont le diagnostic est difficile. Aussi bien qu'il soit convenable de distinguer en théorie le faux croup du véritable, vaut-il mieux, pour l'application, que les praticiens auxquels une longue habitude ou une sagacité naturelle n'a pas donné la précision de diagnostic que possède M. Guersent, traitent le faux croup avec assez d'activité pour n'avoir pas à regretter de s'être mépris.

Nous avons vu à l'Hôpital des Enfans beaucoup de coqueluches qui succédèrent d'une manière épidémique aux rougeoles, qui avaient été nombreuses. Elles furent accompagnées de complications de pneumonies, de gastro-entérites, et plusieurs enlevèrent les malades. C'est à cette occasion que M. Guersent donna l'histoire générale de la coqueluche dont nous allons présenter l'extrait rapide. La coqueluche, d'après ses observations, est contagieuse dans certaines circonstances, et constitue une bronchite *spécifique* avec spasme des bronches, dont la cause est inconnue jusqu'à présent, et dont on ne saurait expliquer les différences. Rarement elle existe à l'état de simplicité, où elle est innocente et d'une guérison prompte et spontanée ; bien plus souvent, elle se complique de pleurésie, de pneumonie, de bronchite, de phlegmasie avec ramollissement de la membrane muqueuse de l'estomac, affections toutes graves par elles-mêmes et dont la réunion rend la coqueluche dangereuse. Quant au siége spécial de cette maladie, l'anatomie pathologique n'a rien appris encore à ce sujet, et n'a montré que les traces des affections diverses qui la viennent compliquer fréquemment. Il y a dans la coqueluche quelque chose de nerveux que M. Guersent signale à l'attention de ses auditeurs, et qui lui paraît devoir être pris en considération, surtout sous le rapport du traitement, point sur lequel nous devons insister ici. Des moyens très-divers ont été proposés contre la coqueluche, suivant le caractère des épidémies et les théories relatives à la cause et à la nature de l'affection, et tous, du moins au dire de leurs auteurs, comptent des succès, sur lesquels il faudrait décompter, dit judicieusement M. Guersent, tous les cas où le traitement a été insignifiant ; car, dans la coqueluche simple et sans fièvre, l'art n'a presque rien à faire, et la guérison s'opère spontanément et par degrés avec les seuls secours de l'hygiène. Quelques moyens cependant peuvent, quand ils sont appliqués à propos, accélérer la terminaison favorable. Ainsi, au début, et lorsque les voies digestives sont saines, les vomitifs peuvent être avantageux. Mais l'abus est près de l'usage, et il ne faut pas perdre de vue que le ramollissement de l'estomac n'est pas rare comme complication de la coqueluche. Les révulsifs, portés sur le canal intestinal et sur la peau, sont dans le même cas ; ces derniers ont surtout l'inconvénient de produire de la douleur et de la réaction fébrile. Quant aux narcotiques, sur lesquels divers praticiens semblent fonder de grandes espérances, ils ne paraissent pas aussi constamment avantageux qu'on le désirerait. Les irritans, tels que la teinture de cantharides et l'acide hydro-chlorique conseillé par les Allemands, n'ont que des désavantages. Les moyens de l'hygiène sont tout à la fois plus sûrs et moins dangereux dans leurs résultats. Un régime alimentaire adoucissant et ténu, les bains tièdes prolongés et fréquens, sont d'une grande utilité, et guérissent plus promptement peut-être qu'aucune autre méthode. Survient-il quelque complication phlegmasique ? c'est d'elle qu'on doit s'occuper, sans s'inquiéter de la coqueluche, sur laquelle, d'ailleurs, le traitement anti-phlogistique exerce peu d'influence quand elle est dans son état de simplicité.

Quelques affections nerveuses se sont offertes à notre observation, entre autres, des chorées, maladie souvent opiniâtre, quoique sans danger, et dont la guérison arrive souvent spontanément ; tandis que les traitemens multipliés et compliqués que l'on dirige contre elle sont plus faits pour la prolonger. Les saignées n'y exercent pas d'influence favorable, et, ce qui réussit le mieux, ce sont un régime tonique, les bains frais, les purgatifs et la valériane, qui probablement agit plus comme tonique que comme anti-spasmodique direct.

A l'occasion de l'établissement plus ou moins difficile des ménstrues, les accidens hystériques sont communs. Ceux qui s'accompagnent de pléthore, M. Guersent les traite par la saignée, qu'il fait de préférence pratiquer au pied. Ce praticien pense que la saignée du pied est plus révulsive que celle du bras, et agit d'une autre manière. Il fait remarquer que la syncope arrive plus constamment dans le premier cas que dans le second. Ce fait, dont nous ne contestons pas l'exactitude, ne nous semble rien prouver en faveur de M. Guersent, à moins qu'il n'ait expérimenté de pratiquer la saignée de la saphène sans employer l'immersion des pieds dans l'eau, qui, comme on le sait, doit être assez chaude, et forme une cause de syncope assez puissante. Dans notre opinion, le bain de pieds est le seul motif de la différence, et l'on obtient le même résultat, en saignant au bras un malade qui a les jambes dans l'eau chaude.

Le temps assez long pendant lequel nous avons suivi M. Guersent, nous a fourni des matériaux assez considérables pour qu'il nous fût facile d'augmenter beaucoup l'étendue de cet article, en présentant des considérations pleines d'intérêt sur la chlorose, le rachitis, les affections gangréneuses de la peau et des membranes muqueuses qui se présentent fréquemment à l'Hôpital des Enfans, sur les maladies tuberculeuses de divers organes, sur un cas de rage qui s'est offert à cette époque. Nous pensons que ce qui précède suffira pour donner une idée convenable de l'enseignement et de la pratique de ce médecin.

FIN.